BARRIGA DOS SONHOS

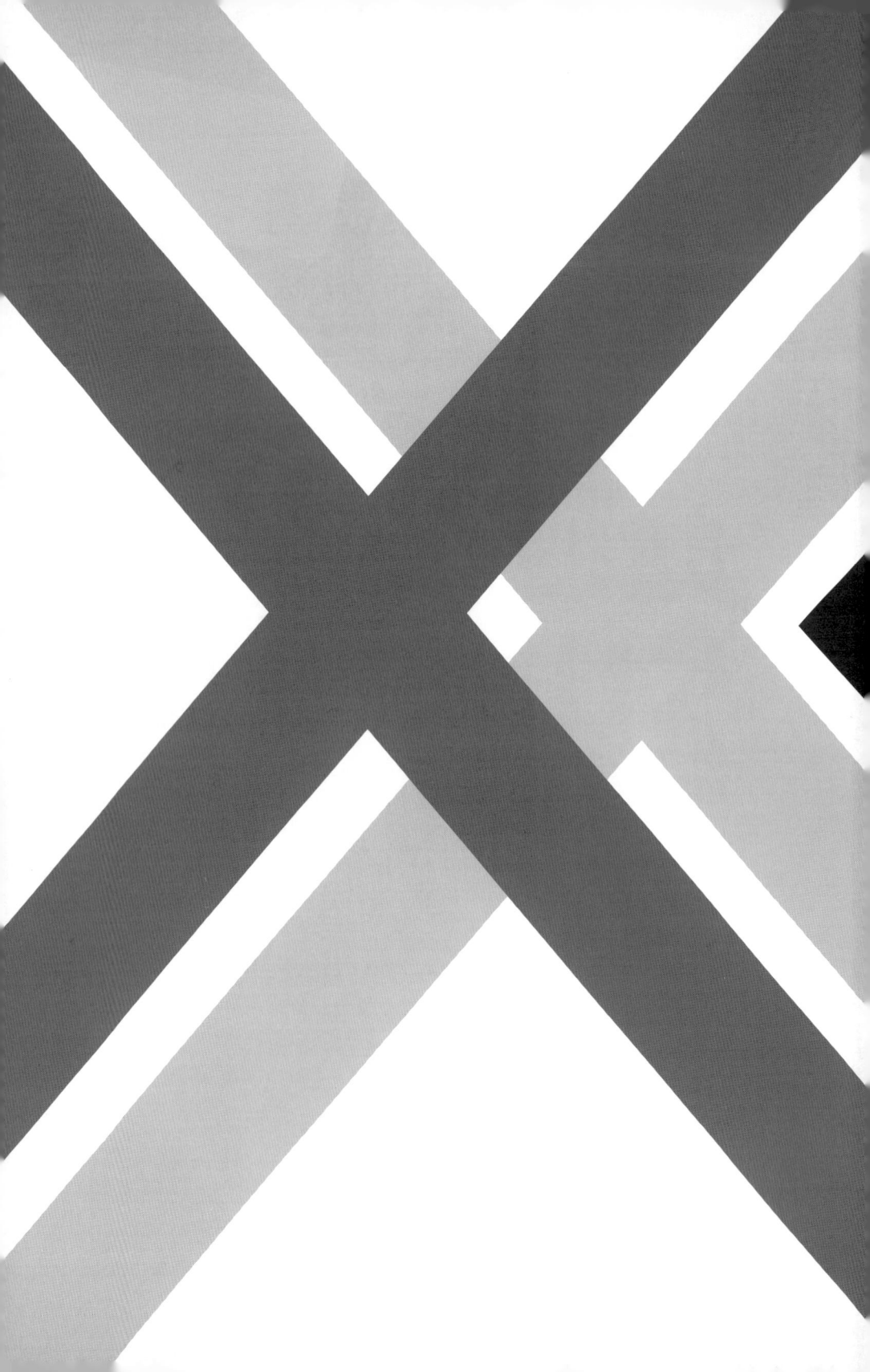

Raquel Quartiero

BARRIGA DOS SONHOS

12 minutos por dia para reprogramar seu estilo de vida

figurati

São Paulo, 2020

Barriga dos sonhos: 12 minutos por dia para reprogramar seu estilo de vida
Copyright © 2020 by Raquel Quartiero
Copyright © 2020 by Novo Século Editora Ltda.

EDIÇÃO DE TEXTO: Renata de Mello do Vale
CAPA: Bruna Casaroti
PROJETO GRÁFICO: Nair Ferraz
PREPARAÇÃO: Cínthia Zagatto • Eloiza Lopes
REVISÃO: Equipe Novo Século

Texto de acordo com as normas do Novo Acordo Ortográfico da Língua Portuguesa (1990), em vigor desde 1º de janeiro de 2009.

Dados Internacionais de Catalogação na Publicação (CIP)
Angélica Ilacqua CRB-8/7057

Quartiero, Raquel
  Barriga dos sonhos: 12 minutos por dia para reprogramar seu estilo de vida / Raquel Quartiero.

Barueri, SP : Figurati, 2020.

1. Autoajuda 2. Saúde 3. Mudança de hábito 4. Exercícios para emagrecimento I. Título

19-2839   CDD-158.1

Índice para catálogo sistemático:
1. Técnicas de autoajuda

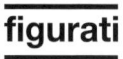

uma marca do
Grupo Novo Século

Alameda Araguaia, 2190 – Bloco A – 11º andar – Conjunto 1111
CEP 06455-000 – Alphaville Industrial, Barueri – SP – Brasil
Tel.: (11) 3699-7107
www.gruponovoseculo.com.br | atendimento@gruponovoseculo.com.br

Para todas as pessoas que desejam conquistar sua melhor versão e viver um estilo de vida saudável, abundante, extraordinário e feliz.

Sumário

O QUE ESPERAR DESTE LIVRO »**9**

COMO ASSUMIR 100% DO CONTROLE DOS SEUS RESULTADOS »**19**

O SEGREDO ESCONDIDO DENTRO DE VOCÊ PARA TRANSFORMAR TODOS OS SEUS SONHOS EM REALIDADE, INCLUSIVE O SEU CORPO »**29**

ERROS QUE LEVAM AO FRACASSO E VOCÊ NEM SABE QUE COMETE »**41**
    Como evitar os erros que levam ao fracasso (e você nem sabe que comete) »**43**

TRÊS PILARES »**49**
    Pilar mentalidade »**57**
    Pilar alimentação »**59**
    Pilar treino »**62**
    Programa de 8 Semanas »**70**

BARRIGA DOS SONHOS: GAME » **71**
    Bem-vinda ao RQX Game »**73**
    Jornada RQX System: do ciclo do fracasso ao corpo dos sonhos »**74**
    Manual prático de 8 semanas para conquistar o corpo dos sonhos »**77**

    SEMANA 1 »79
    DIA 1 »**81**
    Defina seus objetivos em cada pilar »**83**
    Objetivos do Game: 3 pilares »**84**

Termos de compromisso »101
DIA 2 »112
DIA 3 »119
DIA 4 »122
DIA 5 »131

SEMANA 2 »133
DIA 1 »135
DIA 2 »139
DIA 3 »143
DIA 4 »146
DIA 5 »147

SEMANA 3 »149
DIA 1 »151
DIA 2 »155
DIA 3 »162
DIA 4 »165
3 erros que as pessoas cometem ao escolher suplemento »169
DIA 5 »177

SEMANA 4 »179
DIA 1 »181
DIA 2 »184
DIA 3 »186
DIA 4 »189
DIA 5 »191

SEMANA 5 »193
DIA 1 »195
DIA 2 »200
DIA 3 »206

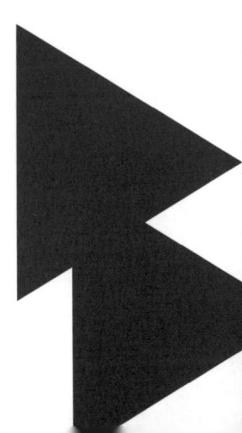

DIA 4 »**208**
DIA 5 »**210**

SEMANA 6 »**211**
DIA 1 »**213**
DIA 2 »**215**
DIA 3 »**220**
DIA 4 »**221**
DIA 5 »**223**

SEMANA 7 »**225**
DIA 1 »**227**
DIA 2 »**229**
DIA 3 »**231**
DIA 4 »**232**
DIA 5 »**234**

SEMANA 8 »**235**
DIA 1 »**237**
DIA 2 »**241**
DIA 3 »**244**
DIA 4 »**249**
DIA 5 »**252**

CONSIDERAÇÕES FINAIS »**253**

O QUE ESPERAR DESTE LIVRO

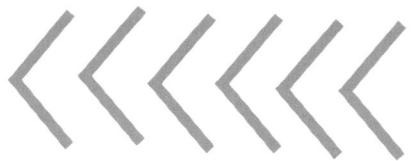

Saindo do ciclo da tortura e entrando definitivamente no ciclo do corpo dos sonhos.

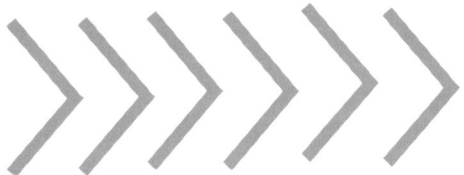

Enquanto eu digitava as primeiras palavras deste livro, ficava com um único pensamento na minha mente: será que eu vou conseguir convencer as mulheres de que existe um caminho que realmente funcione para elas?

Essa incerteza, de que eu conseguiria dar esperança e mostrar um caminho real, quase me fez desistir de começar a escrever.

Uns anos atrás, fui jantar em um shopping em Porto Alegre. Encontrei uma conhecida, que me disse com lágrimas nos olhos: "Eu fazia alguns exercícios, mas parei. Agora que decidi voltar a treinar, como se fosse obra do acaso, eu te encontro pessoalmente! Você me motiva! Por isso estou tão feliz em te ver!".

Eu fiquei um pouco frustrada ao vê-la dizendo que parou, ao mesmo tempo em que fiquei muito feliz por motivá-la a voltar. Por isso, quis saber suas razões e perguntei, curiosa: "Fala mais. Por que não voltou até agora?".

Ela respondeu: "Porque, se não é pra fazer bem-feito, eu nem começo". Aí a minha felicidade foi embora e minha preocupação só aumentou. Caiu uma ficha: quantas pessoas pensam o mesmo que ela? Quantas pessoas esperam ter toda a vida organizada, para então "fazer bem-feita" a parte de cuidar da saúde?

Assim, eu soube que precisava mostrar que existe um caminho e que eu precisava dar ferramentas suficientes para que as pessoas continuem nesse caminho. E foi nesse momento em que eu tive que lidar, mais uma vez, com algumas perguntas:

É realmente possível?
É possível emagrecer rápido?
É possível emagrecer sem passar fome?
É possível definir o corpo sem ficar obcecada, morando dentro de uma academia?

A resposta é: sim.

Mas por que as pessoas não conseguem? Quais são os erros que elas cometem?

É aqui que a nossa jornada começa. Vamos juntas! Vou falar algo bem íntimo, que talvez soe como uma grande besteira para muitas pessoas. Promete que não vai rir de mim?

Não sei se você pensa como eu, mas acredito que, quando sabemos algo que pode fazer diferença na vida de alguém, é nosso dever fazer com que esse conteúdo chegue ao maior número de pessoas possível. E a razão é simples: querer ser feliz e viver num mundo melhor.

Talvez você pense como eu, talvez não. Mas acredito que, para isso acontecer, preciso colaborar para que outras pessoas sejam felizes também. Não sei qual é o seu conceito de felicidade – ele pode mudar muito de pessoa para pessoa –, mas, não importa qual seja, tem algo que é comum em todos eles: ter ótima saúde e um estilo de vida saudável é a base para sentir-se feliz.

Nenhum especialista das ciências humanas e da saúde vai discordar dessa afirmação. Afinal, é impossível ser feliz sem ter saúde. Não sei você, mas, se eu vir alguém que se diz feliz sem ter saúde, vou duvidar. E ainda me perguntar se a pessoa não está mentindo para si mesma.

Cada pessoa tem sua forma de colaborar para um mundo melhor. A minha é ajudando as pessoas a serem saudáveis. Por isso, decidi colocar todas as minhas forças na escrita deste livro.

Bom, depois de mostrar esse lado romântico com o qual eu vejo a vida – e você prometeu que não iria rir! –, quero voltar às perguntas.

É realmente possível?
É possível emagrecer rápido?
É possível emagrecer sem passar fome?

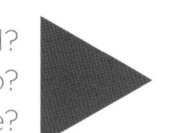

Há pessoas que acreditam ser possível conquistar o corpo dos sonhos. Há pessoas que se dizem preguiçosas ou, ainda, que não têm disciplina, que não têm tempo. Mas quero chamar a atenção aqui para dois perfis comportamentais.

O primeiro perfil é composto pelas pessoas que acreditam em pílulas milagrosas. Elas pensam que o corpo dos sonhos se conquista do dia para a noite. Sempre estão em busca de alguma coisa milagrosa: cápsulas emagrecedoras, gel redutor, cinta modeladora; tudo para ter resultados sem esforço nenhum.

Como não existe nada milagroso quando falamos em emagrecimento e corpo saudável, nunca conseguem resultados mínimos, mas vivem em busca da solução mágica. E, pior, muitas vezes, infelizmente, colocam a saúde em risco.

O segundo perfil é constituído daquelas pessoas que acreditam que é possível ter o corpo dos sonhos, mas acham que é necessário muito sacrifício, radicalismo insano e sofrimento absurdo. Talvez até arrisquem alguns passos, mas é tão sofrido e sacrificante que nunca vão adiante. Nunca chegam no resultado esperado porque é doloroso demais.

Estas pensam no tudo ou nada. Ou tudo está perfeito para fazerem dieta, treinos e se tornarem atletas, ou nem vão adiante. Aí param e recomeçam o ciclo da tortura. Já muitas outras nunca sequer dão o primeiro passo por acreditarem que o jogo está perdido.

Depois de entender os perfis comportamentais, participar de centenas de cursos, concluir duas pós-graduações, iniciar um mestrado, ler centenas de artigos científicos e acumular milhares de horas de aulas dadas ao longo de 20 anos, posso adiantar que não é nem um, nem outro!

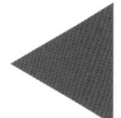

Não existe pílula milagrosa nem é necessário radicalismo e sofrimento.
Existe o caminho do meio.

Talvez isso não seja novidade para você. Você pode dizer: "Raquel, e daí?". Então eu te digo que **tão importante quanto o caminho a percorrer, é a maneira de percorrer esse caminho.** Anote isso! Preste bem atenção: como percorrer o caminho.

As pessoas sabem que precisam de exercícios e alimentação (há ainda um terceiro elemento sobre o qual falarei mais adiante), mas, quando tentam se exercitar e mudar a alimentação, cometem erros graves que as fazem desistir. E acabam não tendo consciência disso. Consequentemente, colocam a culpa nelas mesmas por serem fracas e nunca manterem um programa de emagrecimento.

Sinceramente? Nem eu, que sou educadora física, conseguiria!

Ficou curiosa? Já falo mais.

Antes de responder de uma vez por todas àquelas perguntas e acabar com todos os mitos em torno delas, quero dizer qual é o objetivo deste livro. O propósito consiste em mostrar como percorrer esse caminho. Serei sua guia numa jornada segura e divertida rumo à versão mais saudável de si mesma. Extremamente simples de aplicar no dia a dia.

Com base em técnicas, conceitos e ferramentas certas, você se tornará capaz de promover mudanças rápidas, profundas e permanentes na conquista de um corpo dos sonhos de maneira saudável. Este livro é um guia prático para reprogramar seus hábitos e promover mudanças profundas no seu estilo de vida.

Criei um passo a passo que, até o momento em que este livro está sendo escrito, já foi testado e comprovado por mais de 130 mil alunas. E existe uma razão para que tantas mulheres tenham conseguido alcançar resultados que as deixaram muito felizes em pouco tempo: elas entenderam **como sair do ciclo da tortura e entrar definitivamente no ciclo do corpo dos sonhos**. Minhas alunas aprenderam a evitar o maior erro que a maioria das pessoas comete quando o assunto é conquistar o corpo dos sonhos de maneira saudável. Descobriram qual a única coisa em que precisam se concentrar para conseguir isso sem sofrimento, sem fracassos e eternos recomeços, que nunca as deixam atingir seu objetivo.

Você já sabe que a maneira de percorrer o caminho é o ponto-chave. Contudo, há "o pulo do gato" para se focar! Permita-me contar rapidamente como descobri essa única coisa.

No dia a dia com os alunos e comigo mesma, na busca de um corpo dos sonhos e estilo de vida saudável, fui percebendo algo interessante. Mesmo conhecendo as melhores técnicas de treino baseadas na ciência, por que as pessoas não tinham motivação para se manterem em atividade? Percebi que não bastava saberem as técnicas que levariam ao emagrecimento e a um corpo definido. Me dei conta de que, além de treinamento e alimentação, era necessário um componente fundamental que os cursos da área da saúde não ensinam.

Com base nessa constatação, descobri esse pulo do gato, o terceiro elemento: mentalidade. Sim, o comportamento humano era a peça que faltava!

Notei que precisava ir além, me aprofundar em neurociência, física quântica, coaching. Quando me vi naquele contexto, estudando algo tão novo e diferente, para mim, foi um grande desafio. Mas, ao mesmo tempo, eu sabia que aquela combinação de conhecimentos iria me levar a algo realmente único. E foi por isso que eu decidi seguir adiante.

Eu estava em uma corrida contra o tempo. Na verdade, eu estava em uma missão contra o chip da mente descontrolada. Quando eu percebi que existia um caminho para realmente criar o chip da mente saudável, tudo ficou mais claro.

Precisava aprender e dominar temas que impactam diretamente na motivação e na quebra de crenças limitantes, que mudam definitivamente o padrão da nossa mentalidade. Ter o chip da mente saudável é adquirir um conjunto de pequenos hábitos que beneficiam nossa saúde.

Essa é a única coisa em que você precisa focar. Você precisa adquirir um hábito de cada vez!

"Nenhuma grande vitória é possível sem que tenha sido precedida de pequenas vitórias."
L.M Leonov

Não tente fazer tudo ao mesmo tempo. Mudar a alimentação e tentar que ela seja perfeita, treinar e querer que tudo seja impecável. Este é o erro! Vai dar errado! Portanto, o que você deve esperar deste livro é um plano de ação, uma espécie de agenda programada que vai ajudá-la a adquirir um hábito de cada vez.

COMO ASSUMIR 100% DO CONTROLE DOS SEUS RESULTADOS

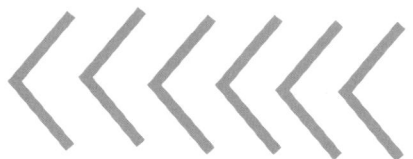

Formulando objetivos para levar uma vida muito mais plena e satisfatória.

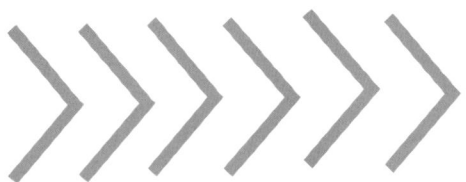

Existe algo que é bem conhecido, mas pouco praticado. As pessoas até sabem que existe e falam que fazem, mas, infelizmente, a grande maioria não tem clareza sobre o tema. E isso determina os resultados que as pessoas têm.

Vou te contar um pequeno diálogo de um clássico filme infantil que vai te ajudar a compreender o que quero dizer. Há um trecho no livro *Alice no país das maravilhas** em que a Alice está caminhando pela floresta até que chega a uma encruzilhada onde inúmeros caminhos se apresentam. São vários trechos, estradinhas, placas de orientação e uma menina indecisa, sem saber muito bem para onde ir. Eis que, em uma árvore, surge um gato. Debochado, irônico e misterioso, ele pergunta a Alice se pode ajudá-la. Então eles têm o seguinte diálogo:

> "Gato, pode me dizer qual caminho que eu devo tomar?
> Isso depende muito do lugar para onde você quer ir.
> Eu não sei para onde ir!
> Se você não sabe para onde ir, qualquer caminho serve."

E é com base nessa frase, dita com sabedoria pelo gato da clássica história, que quero falar da importância daquele que considero o ponto de partida para toda e qualquer conquista

---

* CARROLL, Lerris. *Alice no país das maravilhas* [trad. Maria Luiza X. de Borges]. Rio de Janeiro: Zahar, 2013.

de resultados: **estabelecer metas**! Um dos segredos para o sucesso é uma boa formulação de metas e objetivos.

Tudo que você quer ser, ter, fazer ou realizar em sua vida só será possível se você tiver clareza sobre esse tema. No entanto, pesquisas indicam que apenas 3% dos adultos têm objetivos claros, escritos, específicos, mensuráveis e com prazos determinados. E, segundo a estatística, eles realizam dez vezes mais do que as pessoas sem objetivos.

A melhor forma de realizar todos os nossos sonhos é planejar. Nossas conquistas estão intimamente ligadas ao planejamento que fazemos de nossas vidas. Se quisermos algo, precisamos organizar e calcular cada um de nossos passos.

Você pode ter tudo o que deseja em sua vida, e, para que isso se torne realidade, não basta apenas acreditar, muito menos desejar. Você precisa estabelecer seus objetivos, definir suas metas e planejar cada passo para chegar lá.

Quando você vai viajar, você costuma ter um destino, não é verdade? Ou simplesmente pega um carro ou ônibus e sai para qualquer lugar? Se você vai de carro, você calcula a distância, o tempo de viagem, quanto de combustível vai usar, a que horas precisa sair, a que horas pretende chegar, onde pode abastecer, onde pode comer, se vai ter trânsito etc. E, quanto maior for o planejamento, maiores serão as chances de ter sucesso em sua viagem.

Com seus objetivos e metas, você deve ter o mesmo cuidado, para não dizer que precisa ter um cuidado ainda maior. O planejamento deve ser muito minucioso, com mais detalhes e com etapas bem-definidas.

Pessoas sem objetivos são a Alice no meio da floresta. Trabalham duro, mas parecem não chegar a lugar nenhum. Ficam exaustas com a quantidade de atividades que exercem durante seu dia. Tudo isso porque não pensam o que querem da vida, não fixam metas, não têm foco, não definem seus objetivos e sonhos.

Somente a correta formulação de objetivos poderá ajudá-la a levar uma vida muito mais plena e satisfatória. Objetivos bem-formulados são uma alavanca para que você tire o máximo proveito de suas habilidades, qualidades e talentos. Para que possa reconhecer suas fraquezas e buscar melhorá-las.

Isso serve para tudo na vida: profissional, conjugal, familiar, espiritual, financeiro, de saúde etc. Mas, aqui, vamos focar especificamente em como tornar a vida mais saudável e, consequentemente, conquistar um corpo dos sonhos.

Existe tanta gente dizendo que você tem que ser assim ou assado. Dizendo quais objetivos você deve buscar. Mas acredito que quem define suas metas é você. Você e mais ninguém!

É importante para você se sentir bem, acordar e se manter disposta ao longo do dia para encarar as inúmeras atividades que a esperam? E se você pudesse reduzir ou até mesmo se livrar dos indesejados efeitos do estresse diário a que todos nós estamos sujeitos, sem recorrer a famosas válvulas de escape como comer demasiadamente, se enterrar no sofá ou só querer dormir? Falando em sono, seu problema talvez possa ser o contrário: a insônia.

Insônia, fadiga, cansaço, irritabilidade, inchaço, dores, esgotamento. A lista é infindável quando vivemos de forma sedentária, sem exercitar nosso corpo e nossa mente. A energia que temos fica literalmente armazenada e não funciona como deveria para nos impulsionar a realizar todas as atividades cotidianas de maneira leve e prazerosa.

Além disso, essa energia que estocamos por não estarmos nos movimentando nem fortalecendo nossos músculos fica acumulada nos famosos depósitos de gordura localizados no abdômen, nos braços e nas pernas. Dessa maneira, vamos ficando constantemente presas a um ciclo que vai minando nossa saúde.

Se você se enxergou nesse cenário apresentado, mas decidiu que quer definitivamente romper esse círculo vicioso em sua vida, comemore, pois você já está dando o primeiro passo rumo à vida saudável. E o melhor de tudo: sinta o prazer de ter feito essa escolha por si mesma.

Diante de tomadas de decisão é normal que sintamos medo e insegurança, que podem facilmente nos levar a um comportamento de autossabotagem, fazendo com que desistamos de criar hábitos novos por medo de mudanças. Logo, poderão vir a sua mente conceitos como a pressão social para seguir padrões de beleza, dieta da moda para alcançar "o corpo perfeito", que fatalmente acabam frustrando e até mesmo tendendo a tornar superficial a busca por um corpo escultural. Numa era em que nossa vida é regida pelo mundo digital, não é difícil sermos bombardeados nas redes por postagens que incitam extremos opostos, que vão desde a magreza anoréxica até a obesidade, sendo ambas consideradas uma "normalidade" que devemos aceitar em benefício próprio.

Nesse momento, é preciso que você tenha um encontro real consigo mesma e silencie a opinião alheia. Meu objetivo com este livro é mostrar que você tem o poder de fazer o que realmente quiser, independentemente do que os outros digam ser bom ou não para você.

Não há nada de errado, muito pelo contrário, em você decidir ter um corpo que você considera dos sonhos. Sabe por quê? **Porque nem todo corpo com músculos e definido é saudável e todo corpo saudável naturalmente será bonito.**

Nem todo corpo com músculos e definido é saudável. Vemos por aí corpos musculosos, mas isso não quer dizer que a pessoa esteja saudável. Até entendo que há pessoas que colocam a saúde em risco usando determinadas substâncias e remédios, fazendo de tudo para ter um corpo bonito. Respeito. Mas, honestamente, considero lamentável, pois existem consequências nocivas ao não cuidar da saúde – parece óbvio, mas para muitas pessoas não é. Pessoas que optam por esse caminho ignoram a própria saúde, assumindo riscos como o de envelhecer com doenças graves.

Todo corpo saudável naturalmente será harmonioso. Se você cuidar da saúde em primeiro lugar e se concentrar em usar as técnicas cientificamente comprovadas para ser saudável, naturalmente, seu corpo será harmonioso.

Nunca antes tivemos uma época no desenvolvimento da humanidade com tanto sobrepeso e obesidade e tantas doenças relacionadas ao estilo de vida associado à má alimentação e ao sedentarismo. As consequências negativas para a saúde pública são muitas!

Pessoas doentes fisicamente também ficam menos produtivas e até doentes mentalmente.

Se você já tentou vários caminhos que não deram certo para ter o corpo dos sonhos e ser sua melhor versão, é normal que você se frustre. Mas o que quero defender aqui, como profissional da área da saúde, é que está nas suas mãos o poder de ser saudável e de se tornar poderosa dentro daquilo que você acreditar ser o mais harmonioso para seu corpo, e é exatamente para ajudá-la nessa jornada que estou aqui.

Quero compartilhar com você como eu vejo tudo isso: eu, Raquel, quero ter uma longevidade saudável, isto é, envelhecer, e não "apodrecer". Para mim, um corpo harmonioso não é para ser troféu ou o único ponto auge. É apenas consequência de um estilo de vida, de ter prazer ao fazer exercício e se alimentar bem. É consequência de as partes física, mental e emocional estarem em harmonia.

Como dito anteriormente, o sofrimento de não estar saudável é um grande ladrão de energia! Estar de bem com seu corpo (isto é, ter saúde) libera espaço mental para que você produza mais em qualquer aspecto da sua vida. Já estar com problemas de saúde, sem uma boa alimentação e sem fazer exercícios, gera um desconforto gigante no nosso inconsciente e consciente, o que nos leva à autossabotagem.

Autossabotagem é quando você mesma, muitas vezes, sem perceber, faz algo dar errado. Isso é um ato inconsciente. Não vou me aprofundar em neurociência, mas nosso cérebro é 90% inconsciente. Resumidamente, quem manda não é o nosso consciente.

Se seu inconsciente acredita que você não é merecedora de coisas boas, porque não faz as coisas como devem ser feitas, seu cérebro vai sabotá-la, vai fazer as coisas darem errado. Se você não está saudável, seu inconsciente sabe disso.

Sabe quando você vai tentar usar o celular ou o computador e ele está extremamente lento? Geralmente, ele fica assim porque tem muitos aplicativos abertos, que estão prejudicando o desempenho. É como se a memória RAM do aparelho estivesse 100% em uso, aí você quer fazer outras tarefas e não faz bem, porque tem algo roubando a capacidade!

E isso é algo real! Não é coisa da cabeça. Substâncias tóxicas são geradas com sedentarismo, má alimentação e pensamentos negativos. Substâncias boas são produzidas pelo nosso organismo quando fazemos exercícios, nos alimentamos de forma saudável e temos pensamentos positivos. Isso é científico!

E não é só isso. Estudos mostram que quem faz exercício naturalmente fica mais produtivo em tudo, mais confiante no trabalho e mais feliz nos relacionamentos. Quem faz exercícios regularmente, se alimenta melhor de maneira natural. Consegue perceber a amplitude de estar saudável? É um investimento, com ótimo custo-benefício, no curto e no longo prazo.

O sentimento de estar bem consigo mesma depende de ter a certeza de que você é merecedora de coisas boas. O exercício é um hábito que impacta outras áreas na vida, como a profissional e a emocional, de modo exponencialmente positivo.

Todas querem se olhar no espelho e ver algo que as deixem felizes, sentindo-se confortáveis. É gostoso, sim, não ficar preocupada se a roupa vai cair bem. É muito bom, sim, saber que a mente não está ocupada com se sentir feia, fraca por desistir de um plano de exercícios e alimentação. É ótimo se sentir confiante para desempenhar as tarefas do dia a dia.

Isso reflete em todas as áreas da vida de maneira incrivelmente positiva. Nos torna uma pessoa melhor – eu quase não fico doente e sou mais produtiva. E isso não tem a ver com beleza, ter músculos e ser definida em primeiro lugar. Tem a ver em se sentir bem, fazendo o que precisa ser feito para ter não só o corpo saudável, mas também saúde emocional para que a vida siga da forma mais plena possível! Tem a ver com se tornar a melhor versão de si, adquirir habilidades que a tornem plena e feliz e, por consequência, colaborar para que outras pessoas sejam felizes e colaborem com outras mulheres. Assim por diante! Um grande círculo virtuoso!

Se você busca esse caminho, vamos juntas! Lembre-se de que a correta formulação de objetivos poderá ajudá-la a levar uma vida muito mais plena e feliz.

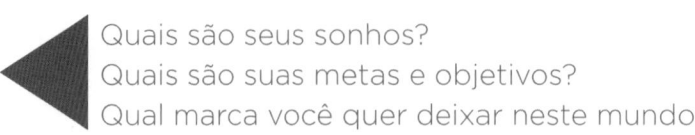
Quais são seus sonhos?
Quais são suas metas e objetivos?
Qual marca você quer deixar neste mundo?

Só você e mais ninguém pode definir isso! E, para irmos juntas, quero compartilhar um grande segredo. Quando eu o descobri, tudo fez sentido e me ajudou a atingir grandes resultados na minha vida!

O SEGREDO ESCONDIDO DENTRO DE VOCÊ PARA TRANSFORMAR TODOS OS SEUS SONHOS EM REALIDADE, INCLUSIVE O SEU CORPO

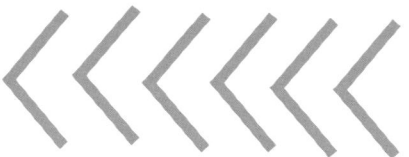

Feche os olhos e imagine qual é sua melhor versão.

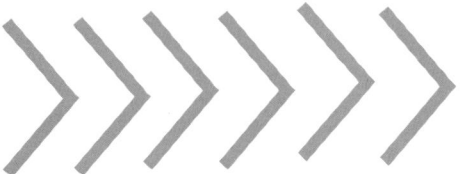

Por que algumas pessoas conseguem resultados incríveis rapidamente e outras passam a vida inteira tentando e nunca saem do mesmo lugar? Você já sabe que ter sonhos, metas e objetivos é a maneira eficaz de alcançar resultados, mas será que é possível transformar sonhos em realidade com isso?

Tenho um segredo que vem antes mesmo de definir metas e objetivos. Depois de você conhecer esse passo, precisará tomar uma decisão: se você quer ou não utilizar esse segredo. Talvez você concorde ou não com ele, mas vamos combinar que você só me dará a resposta quando acabar de ler este capítulo. Será que você pode segurar a ansiedade e me responder no final?

Eu diria que esse segredo é a causa principal de as coisas darem certo. Infelizmente, muitas mulheres passam toda a vida sem saber da existência dele, e algumas até sabem, mas nunca conseguem colocar suas mãos nele. A pior parte é que, sem esse segredo, dificilmente você conseguirá alcançar seu máximo potencial. Não estou falando apenas sobre emagrecimento ou ficar com o que eu chamo de o corpo dos sonhos, ganhar massa muscular e ficar definida. Falo sobre tudo.

A primeira coisa que eu preciso que você entenda é: o segredo não está na academia, muito menos na sua dieta. Ele está 100% dentro de você. Se você não parar de olhar para fora, nunca vai encontrá-lo. E é exatamente esta a minha meta: guiá-la nessa jornada para encontrar a melhor versão de si mesma. Quando você conseguir tocar nesse segredo, mesmo que por alguns segundos, dificilmente vai voltar à sua versão anterior. Uma vez que você o vê, é impossível "desvê-lo".

Vou contar uma pequena história. Ao longo dela, você vai saber qual é o segredo que vai guiá-la para o corpo e a vida dos sonhos.

As crianças são fascinadas por poderes mágicos. Talvez você tenha feito parte do grupo de crianças que foram fascinadas por fadas, super-heróis e outros personagens do tipo. Se não foi, tente se lembrar de um personagem que você quisesse ser. Pare e pense por uns instantes antes de seguir na leitura. Lembre-se desse personagem e de como você se sentia.

Se você é da turma que gostava de super-heróis, então somos parecidas. Eu amava ver os desenhos animados e imaginar que estava voando e salvando o mundo com meus superpoderes. A ideia de ter habilidades especiais, habilidades que são capazes de transformar algo como num passe de mágica me encantava.

Uma das minhas super-heroínas preferidas era a Mulher-Maravilha. Na época, eu achava incrível o laço da verdade, a superforça, o jato invisível. E achava incrível o fato de ela salvar as pessoas. Depois de adulta, fui ler a história da criação da Mulher-Maravilha e fiquei simplesmente fascinada! Falarei mais adiante sobre isso, mas antes, preciso compartilhar um evento curioso na minha vida.

Sou apaixonada por uma foto da minha infância! Nela, eu tenho 3 anos de idade, estou no quarto dos meus pais, com uma camisola, segurando um guarda-chuva e com os chinelos Havaianas da minha mãe, que eram bem maiores que meus pés. Mas não é só isso: eu estou com o braço arranhado e com um machucado no rosto.

É uma foto simples e fofa, de uma criança que pode ter feito travessuras e se machucou, mas a história que está por trás dela é a chave para o que me tornei hoje. Eu estava sentada sobre os ombros do meu pai (aqui no Sul, nós usamos o termo "cacunda", eu estava sentada na cacunda) enquanto ele caminhava do calçadão em direção à beira da praia. Ele resolveu descer por uma escada de madeira velha, e o resultado foi que a escada quebrou.

Nisso, meu pai conta que eu me joguei no chão antes mesmo de ele começar a cair e foi aí que ganhei alguns arranhões – e obviamente chorei um pouco. Após algumas horas, meu pai veio perguntar por que eu havia me jogado em vez de tentar me proteger me segurando nele. Segundo ele, minha resposta foi: "Papai, eu ia voar, eu ia salvar nós dois como a Mulher-Maravilha faz".

Ele riu com a resposta totalmente inesperada. "Mas, filha, você não ficou com medo de saltar?", perguntou.

"Não, mas era para eu sentir medo, papai? A Mulher-Maravilha não sente medo quando vai salvar as pessoas."

Ele riu mais ainda, mas sentiu orgulho da filha super-heroína. O que quero dizer com essa história são duas coisas: a primeira é que a criança, de forma geral, não tem medo! Elas não pensam que não podem, que não nasceram para isso, que não têm genética, que não têm tempo. A criança vai lá e faz! A segunda: a criança se visualiza como se já tivesse aquela habilidade. No meu caso, era a de poder sair voando dos ombros do meu pai. A criança não fica pensando que ela quer ter superpoderes. Ela simplesmente não sabe que existe no mundo dos adultos o "isso não é para você".

Acredito que toda criança tem em si essa certeza. A certeza de que nasceu para ajudar o planeta de alguma forma, e a de que pode constantemente ser alguém melhor. Por isso, tantas querem ser médicos, bombeiros, policiais etc., pois geralmente sonham com profissões em que elas tenham a oportunidade de salvar a vida de alguém. Elas sabem que estão aqui para crescer, progredir e fazer o bem para ela e para os outros. As crianças aprendem por imitação. Elas veem os pais, um super-herói, os amiguinhos e simplesmente os copiam! Elas não pensam que não podem fazer aquilo.

De maneira geral, as crianças não têm todos esses bloqueios mentais que os adultos têm. Se você disser a uma criança que não dá ou que é impossível fazer algo, ela não vai concordar com você. Aí é que ela vai querer fazer! Quem é mãe aqui vai saber bem do que eu estou falando!

Obviamente, não estou dizendo que os pais não devem dar limites às crianças. Educar significa dar limites e ensinar consequências. O que falo é que, à medida que vamos crescendo, acabamos nos desconectando dessa essência de que é possível salvar o mundo, de desenvolver super-habilidades e de saber que somos capazes de aprender qualquer coisa.

Essas barreiras mentais são criadas com o passar do tempo pela sociedade, pelos pais, pela cultura, pela escola, pela faculdade, pelos amigos etc. Vamos perdendo a essência de querer descobrir por que estamos aqui! Vamos perdendo a habilidade de sonhar grande, de desejar superpoderes e de achar que podemos fazer o que quisermos.

Voltando para a história da Mulher-Maravilha, resolvi aprofundar minhas pesquisas motivada pelo fascínio causado pela personagem. Quem criou a personagem foi o psicólogo William Moulton Marston, criador também da máquina detectora de mentiras. Não foi à toa que ele deu à Mulher-Maravilha o laço da verdade. Não estou aqui como uma estudiosa de super-heróis. Apenas trago alguns pontos importantes que ajudam a contextualizar a criação da Mulher-Maravilha. Foi no início da década de 1940 que Diana Prince foi criada, e existe um contexto histórico importante para isso.

Essa foi uma época em que a dominação absoluta de homens imperava na sociedade. As conquistas feministas eram poucas e muito recentes. Marston resolveu utilizar os quadrinhos como um meio de comunicar e educar os mais jovens, e Diana foi pensada para inspirar as meninas a serem fortes e poderosas.

A Mulher-Maravilha foi concebida para estabelecer entre as crianças e os jovens um padrão de feminilidade forte, livre e corajosa. O objetivo não era tornar a mulher masculinizada. A ideia era combater o conceito de que as mulheres são inferiores aos homens e incentivar meninas a terem autoconfiança para conquistar qualquer coisa em qualquer aspecto de suas vidas, inclusive nos esportes, nas ocupações e nas profissões monopolizadas por homens.

Marston acreditava que a única esperança para a civilização seria maior liberdade, desenvolvimento e igualdade dos gêneros em todos os campos da atividade humana. Ele é considerado o precursor da psicologia positiva, que enfatiza mais a busca pela felicidade humana que o estudo das doenças mentais. Ela prega que você não é apenas uma pessoa comum, e sim uma pessoa capaz de desenvolver habilidades extremamente positivas e prósperas. Ao utilizar essas habilidades, você vai crescer e se tornar uma pessoa cada vez melhor.

Ele criou as características da Mulher-Maravilha com base na psicologia positiva. Logo, inventou uma personagem com todas as características de alguém que está sempre buscando sua melhor versão. Tudo isso sem ir para algo mítico e inalcançável, mas para uma mulher com autoestima elevada, boa autoimagem e outras características positivas.

A teoria de Marston deu origem ao DISC, provavelmente a metodologia mais utilizada para análise de perfil comportamental. Para ele, existem quatro tipos básicos de comportamentos previsíveis observados nas pessoas. Tais respostas comportamentais ocorrem com base na combinação de duas dimensões: uma interna (referente à percepção do poder pessoal no ambiente) e outra externa (percepção da favorabilidade do ambiente). Como resultantes dessa matriz, temos os seguintes fatores: **dominância (D), influência (I), estabilidade (S) e conformidade (C).**

Resumidamente, ele deu à Mulher-Maravilha todas essas quatro características numa relação equilibrada. Onde ela sabe em qual momento usar cada uma e como combiná-las nas diversas situações. Ela não é autorizada a usar a violência, exceto em autodefesa ou em defesa de outros. O amor é a chave para a força da mulher, então, quando a Mulher-Maravilha vence o inimigo, ela também torna possível que o vilão veja o erro dele ao usar o laço da verdade.

A Mulher-Maravilha ganhou de Gaia, a Deusa Terra, o poder da telepatia e também o poder dos braceletes, que, ao serem tocados, soltam rajadas cósmicas. Além disso, é claro, nenhum telepata consegue invadir sua mente graças à sua tiara. Ela foi mandada ao "mundo dos homens" para propagar a paz, sendo a defensora da verdade. Portanto, é a personificação de um ser humano na sua melhor versão.

Assim, para você ser o seu melhor e superar o medo da opinião dos outros (ou das suas próprias críticas a respeito de si mesma), precisa desenvolver um senso mais forte e mais profundo de quem você realmente é. Ser consciente de suas atuais características fortes e das que precisam melhorar. Ser consciente da vida que deseja ter e de como é essa sua versão que vive sua vida ideal. Só com base nisso é possível ter uma filosofia pessoal que realmente traga felicidade e realização. E ter uma palavra, frase ou símbolo que represente os valores e as características da melhor versão é um bom primeiro passo.

Encontrar referências externas que nos inspiram é uma das formas de saber qual rumo queremos dar às nossas vidas. Quando temos esse tipo de referência, podemos pegar características de um ou mais personagens e colocá-las em nosso dia a dia, espelhando e inspirando nossas habilidades.

Escolhi a Mulher-Maravilha como a personificação de quem desejo me tornar. Em outras palavras, em maior ou menor grau, queremos melhorar. Afinal, não acredito que haja pessoas que digam: "Como posso me tornar uma pessoa pior hoje?". Todos nós queremos fazer a diferença na nossa família, no nosso trabalho, nas nossas amizades. Todos queremos progredir e, para isso, precisamos enfrentar desafios, administrar emoções e gerenciar o estresse.

> Dificuldades preparam pessoas comuns para destinos extraordinários. (C. S. Lewis)

Então, o grande segredo que quero que você descubra está aí, dentro de você! **O segredo é ir além de uma meta. É ter um propósito maior e saber que ele é possível.** Assim como quando você era uma criança de 2 ou 3 anos de idade, que não tinha medo e achava que poderia fazer tudo.

Talvez você ache que não precise ser sua melhor versão. E está tudo bem. Mas imagino que, se está aqui, é porque busca algo a mais. Um propósito maior é ser sua melhor versão em todas as áreas da vida (física, espiritual, conjugal, familiar, profissional, financeira) para simplesmente ser mais feliz, próspera, colaborar para um mundo melhor e viver uma vida com abundância.

O segredo não é só o que você se torna (um corpo bonito), mas o porquê de você se tornar. Esse é o segredo: ter uma causa pela qual lutar. Algo pelo que você sinta paixão e a mova em direção ao seu melhor. Por isso, uso a Mulher-Maravilha como um grande símbolo desse porquê.

Essa é a razão primária. Acredito que estejamos todos nesse mundo para sermos felizes e progredir. Felicidade e progresso só são possíveis com colaboração e compartilhamento de conhecimentos que gerem valor e transformação na vida das pessoas.

Vou te dizer meu porquê. Em primeiro lugar, ele é por um mundo mais justo, harmonioso, com pessoas felizes e prósperas. O meio pelo qual escolhi fazer isso é pelo estilo de vida saudável. Só podemos colaborar com o mundo e sermos felizes se, em primeiro lugar, cuidarmos de nós mesmos. Nós damos aquilo que somos. De nada adianta tentar salvar a família, o amigo, o filho e o marido sem antes ter salvado a si mesmo. O mundo muda com nosso exemplo e não apenas com nossas palavras.

A saúde física e emocional é o alicerce para que haja disposição e energia para contagiar outras pessoas rumo ao progresso e à felicidade. Ser uma Mulher-Maravilha significa ser sua melhor versão. Aqui está o que realmente significa se tornar uma Mulher-Maravilha:

- Deixar de lado todos os seus medos.
- Enfrentar todas as suas dúvidas.

- Abandonar as desculpas.
- Eliminar todas as razões pelas quais você acha que não pode ter o corpo e a vida dos seus sonhos.
- Assumir o controle de seu destino.
- Manter o controle da sua saúde e do seu corpo.
- Estar no controle da sua vida.
- Ser positiva e saber agir.
- Valorizar a honestidade, a integridade e a confiança.
- Ter uma autoestima inabalável.
- Ser você mesma.

É fechar os olhos e imaginar qual é sua melhor versão, e já saber que é só questão de tempo para se tornar como ela. Toda mulher tem uma Mulher-Maravilha dentro de si, e é hora de você deixar a sua sair. Mas vou te falar algo muito sério e talvez até pareça dramático. Preste muita atenção nisso, pois, depois de começar esse movimento, não dá para voltar atrás ou dizer que é muito difícil fazê-lo.

Se você analisar o significado das palavras "maravilha" ou "maravilhoso", você vai encontrar o seguinte: aquilo que desperta grande admiração ou assombro, em virtude de suas realizações, de sua perfeição, grandeza, beleza etc.; prodígio.

Repare nessa parte:

Admiração.

Assombro.

Algumas estão prontas para serem admiradas, mas não sabem lidar com alguém que se espanta com o tamanho da sua força, vitalidade, vontade de viver e garra. Depois de começar esse movimento, provavelmente pessoas próximas vão dizer: "O que aconteceu com você? O que você tomou? Você está tão diferente!". E algumas pessoas não sabem lidar muito quando você muda, mesmo que seja para muito melhor.

Então as minhas perguntas são: você está pronta para causar admiração e assombro? Você está pronta se deixar ser a melhor e mais poderosa versão de si mesma? Você está pronta para causar um impacto no mundo?

Se você disse "sim", vou pedir algo muito importante. Não solte este livro, mas respire um pouco e pense mais sobre essa decisão. Lembre-se: ela talvez não tenha volta.

Se isso faz sentido para você, vamos para o próximo capítulo.

ERROS QUE LEVAM AO FRACASSO E VOCÊ NEM SABE QUE COMETE

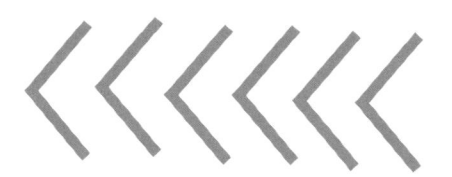

Quantas vezes você se flagelou por não estar com vontade de fazer exercícios?

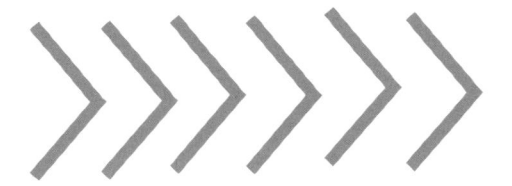

Como evitar os erros que levam ao fracasso (e você nem sabe que comete)

Se você chegou até aqui na leitura, já entendeu algumas coisas importantes para guiarem você no caminho da saúde e do corpo dos sonhos. São três passos fundamentais para percorrer o caminho de maneira inteligente, segura, divertida, leve e simples:

1 – A única coisa em que precisa focar é adquirir um hábito de cada vez.

O maior erro que as pessoas podem cometer é tentar fazer várias mudanças radicais de uma vez, o que costuma dar errado.

2 – Ter metas e objetivos realistas, aliados a um plano de ação (passo a passo), aumenta drasticamente as chances de alcançar seus sonhos.

Quem cria suas metas e seus sonhos é você e mais ninguém. Significa que é uma decisão apenas sua.

3 – O maior segredo que a leva às suas conquistas é ter um propósito de vida.

O propósito de vida é o que orienta toda a trajetória existencial; está associado à nossa identidade, ou seja, quem somos; fundamenta-se em nossas crenças e valores; justifica o porquê de levantarmos da cama todos os dias e o impacto que causamos no universo.

Agora você vai entender como percorrer esse caminho.

Preste atenção: adquirir um hábito de cada vez, traçar suas metas e seus objetivos aliados a um propósito de vida, utilizando os três pilares (mentalidade, nutrição e treinamento físico) indiscutíveis e insubstituíveis para conquistar não apenas o corpo, mas a saúde e a qualidade de vida dos sonhos. Como colocar isso na sua rotina num plano de ação real no dia a dia?

Nenhum médico ou profissional de saúde discorda desses pilares. Em outras palavras, você pode seguir esse caminho com 100% de segurança. Ponto.

Antes de falar deles, quero expor algo que ninguém mais diz. A ciência pode até falar de emagrecimento, ganho de massa muscular, saúde, falar dos treinamentos que geram mais resultados, das estratégias nutricionais mais eficazes, mas ninguém vai falar em como você se sente! Todos os pensamentos, todos os sentimentos, todas as emoções, todo o esforço que se coloca para tentar fazer tudo corretamente. Sobre ter forças para começar, cair, recomeçar, acreditar novamente e tentar mais uma vez, e mais uma.

Só quem passa por isso sabe quanta vontade e energia foram direcionadas em tentar acertar! Muitas pessoas conversam com suas amigas sobre algum chá que está na moda (ou não falam, mas usam, por terem vergonha de contar). Buscam informações em revistas, sites e blogs, digitam no Google "como perder barriga rápido", "exercício para engrossar coxa", olham as mídias sociais de dezenas de famosas para pegar a dica de qual é última grande sacada que elas estão usando, e por aí vai.

Enfim, essas pessoas realmente colocam um superesforço e energia em montar uma estratégia. Muitas pensam que é um dever conseguirem fazer isso sozinhas. Há pessoas que pensam que pedir ajuda ou orientação é uma prova de que são incapazes e fracas. Afinal, se a blogueira X e Y conseguiram sozinhas, elas também conseguem. Agora, pare e responda para si mesma com toda a honestidade do mundo:

> Quantas vezes você se flagelou por não estar com vontade de fazer exercícios?
> Quantas vezes você já se sentiu culpada por comer um doce depois do almoço, se achou fraca por não resistir e pensou que colocou tudo a perder?
> Quantas vezes comeu por ansiedade e sentiu uma compulsão incontrolável?
> Quantas vezes colocou todas as suas energias nas suas promessas de Ano-Novo, pois este seria o ano de cuidar da saúde e do corpo?
> Quantas vezes se inscreveu na academia ou prometeu caminhar uma hora por dia e não durou nem duas semanas? Nos primeiros dias até foi! Você estava entusiasmada, mas aí começaram todos os erros que levaram ao fracasso e você nem soube que os estava cometendo.

Muitos acreditam que precisam sempre ser absurdamente disciplinados, estar muito entusiasmados, eufóricos e jogando confete para cima, como numa festa de Carnaval, todas as vezes que vão fazer exercícios ou se alimentar de maneira saudável.

Sabe qual o maior problema de pegar referências externas? O problema não está no fato de usá-las, como no caso citado de ver a vida fitness de atrizes e blogueiras, mas em ver apenas uma parte de suas vidas, e não o todo. Não estou me posicionando contra elas! Nem criticando! O que falo é a forma como muitas pessoas interpretam a vida nas redes sociais.

O pensamento que vem à mente da maioria é "todas as mulheres de corpo bonito que sigo nas redes sociais estão sempre entusiasmadas e treinando. Eu também preciso estar". Até podem existir pessoas que, em média, são mais entusiasmadas que outras. Mas estar eufórico todos os dias é bem improvável. Não é verdade, mas muita gente pensa que é. E aí as pessoas, na sua vida normal, veem os dias passando e pouco ou nenhum resultado aparecendo.

Na hora de fazer o exercício, já vem aquele sofrimento por antecipação, porque vão ter que fazer séries longas e chatas. Não há vontade nem entusiasmo. Imediatamente vem aquela voz na cabeça, que só você ouve, dizendo: "Esquece! Você é preguiçosa, nunca vai conseguir!". E o pior de tudo é que essas pessoas colocam toda a responsabilidade nelas mesmas! E a voz diz: "Você é fraca! Não tem disciplina! Isso não é para você!".

Talvez não seja seu caso, mas posso apostar que isso já passou pela cabeça da maioria das pessoas. Já falei isso antes, e isso é o que chamo de ciclo da tortura.

O problema é que essas pessoas não estão fazendo a escolha inteligente, utilizando os três pilares! Não estão usando o ciclo do corpo dos sonhos. Pegam dicas aleatórias (algumas até funcionam, mas outras são furadas), escolhem exercícios que estão longe de ser a melhor estratégia para ganhar massa muscular e definir. E pior: não sabem a real ordem de aplicação das estratégias. Óbvio que vai dar errado!

Esse é o pensamento da maioria: tentar fazer todas as mudanças ao mesmo tempo, da forma mais perfeita possível. Afinal, se não é para fazer direito, nem faz, né? Não é esse o ditado popular?

Esse ditado é apenas meia verdade. Óbvio que é necessário dar o nosso melhor nas coisas que fazemos, mas de nada adianta dar o seu melhor com estratégias que não são eficazes. De nada adianta dar o seu melhor com dicas aleatórias. Ou usar dicas que não funcionam ou funcionam muito pouco (e você nem sabe!). E ainda tentar fazer todas as alternativas anteriores ao mesmo tempo. Só há um resultado: tortura, fracasso e sofrimento. A grande sensação de que falhou de novo e a culpa é sua.

Eu vou explicar os detalhes dos três pilares, mas, antes, vou responder a uma pergunta que talvez esteja na sua cabeça agora: será que eu consigo um resultado incrível?

TRÊS
PILARES

《《《《《

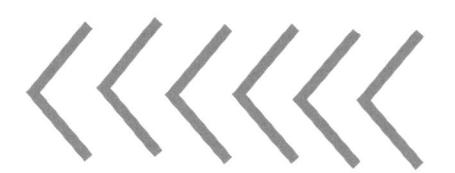

**Mente treinada e treino certo.
Está tudo perfeito? Ainda não.**

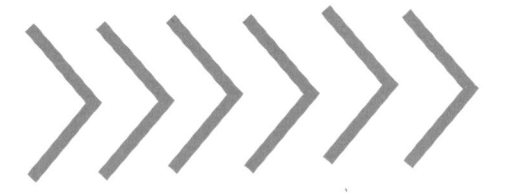

》》》》》

Talvez não seja novidade para você que a combinação alimentação e treino é a responsável pela conquista da boa forma física, mas e quanto à mentalidade?

Você deve estar pensando: "Raquel, li até aqui para você me falar o que já sei?", porém vou te contar o que acontece com 99% das pessoas que acham que sabem utilizar esses pilares, mas se enganam e cometem erros graves, que levam ao fracasso.

Lembra a história de colocar todo o esforço do mundo em começar a fazer os treinos, mas se manter ativa por apenas uma ou duas semanas? Lembra sobre mudar a alimentação radicalmente, mas sofrendo tanto, que chega o final de semana ou o happy hour e parece que a pessoa aperta um botão de desligar e afunda o pé na jaca?

É lógico que vai acontecer isso! Enfim, você já conhece essa história. Depois de muita culpa, decidem que vão voltar e o ciclo da tortura recomeça.

É aí que, na realidade, entram três pilares, e não apenas os dois que já são conhecidos:

1 – Mentalidade.
2 – Alimentação.
3 – Treino.

Esses três pilares são interligados, e o mais importante é saber como você desenvolve cada um deles e qual a progressão certa de cada um. Treino é importante? Sim. Alimentação é importante? Sim. Mas, se você não tiver o pilar da mentalidade desenvolvido, tudo pode ir por água abaixo.

Lembra a história de tentar fazer todas as mudanças radicais ao mesmo tempo? Então, esse é o maior erro que você pode cometer! O maior erro que você precisa evitar! Não tente fazer tudo de uma só vez!

Eu vou te dizer agora a maneira mais simples de criar uma rotina de cada vez. Se você conseguir trabalhar sua mentalidade, a rotina de exercícios e a alimentação na ordem certa, com as estratégias que são mais eficazes, ninguém te segura. Você se torna a melhor versão de si mesma.

Aí você realmente estará:

1 – Se sentindo bem como nunca se sentiu antes.
2 – Com disposição e energia, mas ao mesmo tempo calma (sem aquela ansiedade louca que te leva à compulsão);
3 – Podendo se olhar no espelho e sorrir (em vez de chorar e se lamentar, caso já tenha feito isso antes).
4 – Livre para, se quiser, colocar um biquíni, ir para a piscina ou para a beira do mar e caminhar tranquila, sentindo-se à vontade com seu corpo (em vez de colocar uma toalha ou canga para tapar o bumbum cada vez que se levanta da cadeira).

Mas você precisa ter a estratégia certa e a progressão certa para cada pilar. Você precisa cuidar da sua mentalidade. Sem uma mente forte, você desiste rápido e sofre muito durante o processo de emagrecimento e busca por suas metas.

Preste muita atenção no que eu vou te explicar agora: se você estiver com a mentalidade forte e um treino errado, também não adianta. Lembra que falei que fazer com força de vontade e determinação o que você não deveria estar fazendo não adianta nada?

Mil abdominais por dia? Caminhar durante uma hora? Esses hábitos podem até melhorar alguns parâmetros de saúde, mas estão longe de ser a melhor estratégia para conquistar a barriga e corpo dos sonhos. **A nossa mente funciona com recompensas, e por isso precisamos de resultados para seguir na jornada. Sem resultados, ninguém se mantém motivado.**

Existe o treino certo quando se fala em ter saúde, estilo de vida saudável e um corpo definido. Existem estratégias de treino mais eficazes para isso, que basicamente devem focar no ganho de massa muscular e na redução de gordura.

Você precisa treinar sua mente em busca dos resultados que espera alcançar. Foque diariamente no seu objetivo e se programe para o compromisso que você assumiu consigo mesma. Certamente, haverá dias em que a indisposição, a tensão ou mesmo a tristeza podem aparecer e desviar sua atenção, mas busque se concentrar novamente na recompensa. Sim, exercitar a mente é tão desafiador quanto o corpo, mas a chave é a persistência!

OK! Mente treinada e treino certo. Está tudo perfeito? Ainda não. Você precisa cuidar da sua estratégia de alimentação. Aqui, muitas erram miseravelmente, pois fechar a boca, com dietas restritivas e jejum sem estratégia, causa tantos riscos que eu poderia passar horas falando disso. Há muitos erros.

Eu, que treino há muito tempo, não costumo treinar em jejum (e até poderia, mas simplesmente não gosto). Muitas mulheres, sem a estratégia certa, baseando-se no mundo de informações soltas que existem por aí, se colocam nesse risco. Sua alimentação é o combustível para a sua mente e para o seu corpo. Como se manter motivada e com o treino certo se você não cuidar desse pilar?

Antes de pensar em qualquer dieta, você precisa primeiro entender qual é sua fase atual. O que você deveria fazer primeiro? Será que, antes de uma nova dieta, você não deveria limpar seu corpo?

Eu sei que você pode estar se sentindo bem confusa sobre tantas opções, mas eu prometo que vou facilitar sua vida com o que eu chamo de "plano mestre para o corpo dos sonhos".

Eu vou te mostrar o plano completo, na ordem perfeita, capaz de alcançar todas as suas metas. E tudo isso com menos sofrimento, mais velocidade e segurança. Eu vou te explicar agora como colocar isso em uma rotina: em outras palavras, como ativar o sistema.

Mas, antes, vamos entender o que eu chamo de "seu corpo dos sonhos".

Cada mulher tem um modelo de corpo ideal, um corpo dos sonhos. Mas, dependendo do tipo de corpo que você deseja, é preciso avançar menos ou mais na jornada de aplicação dos três pilares. Se você quer esse tipo de corpo, você vai precisar ir até a fase X. Se quer aquele tipo de corpo, vai precisar ir até a fase Y.

Algumas mulheres me perguntam: "Raquel, é possível eu ficar com seu corpo (super definido e com massa muscular) em 8 semanas?". Já te aviso de antemão que não! Leva um pouco mais de tempo, mas posso te garantir que, em 8 semanas, você pode ter resultados que nunca teve antes, colocar o biquíni, sorrir para o espelho e se se sentir feliz como nunca se sentiu!

O tempo que vai demorar depende também da fase em que você está hoje. Em outras palavras, se você quer um corpo dos sonhos, você precisa de orientação. Por favor, não fique tentando colocar em prática o que estou te ensinando totalmente sozinha. Se você fizer algo desenhado para o que você considera o seu corpo dos sonhos, você também estará pronta para alcançar o que eu chamo de a melhor versão de si mesma.

Eu não estou apenas falando sobre emagrecer e continuar magra, sem ficar sofrendo com os efeitos sanfona da vida. Estou falando sobre pensar de uma maneira saudável. Controlar os pensamentos que te sabotam, eliminar a sabotadora que mora na sua mente e fica o tempo todo te chamando para colocar lixo dentro do seu corpo, que diz que hoje não é um bom dia para treinar e que você nunca vai emagrecer de verdade. Para isso acontecer, você vai precisar fazer algo que é inegociável.

Aqui está o plano com cada um dos pilares, para desenvolvê-los ao mesmo tempo, mas na ordem certa. Vamos falar sobre como é o caminho por cada um deles.

É importante dizer que eu poderia trazer uma infinidade de referências científicas para cada tópico e fundamentar detalhadamente cada um deles, mas o objetivo não é esse.

Meu trabalho, ao longo de mais de vinte anos como educadora física, foi ler centenas de artigos e livros e fazer cursos e pós-graduações nas áreas de treinamento físico, nutrição e comportamento humano. Digerir e assimilar todo esse conhecimento e colocá-lo sob a forma de metodologia.

É o único caminho que existe? Não. Mas, se você busca o caminho leve, sem sofrimento, que caiba dentro do tempo que você tem disponível, seguramente é excelente. Visto que mais de 100 mil alunas trilharam esse caminho e atingiram resultados incríveis, vou direto ao ponto.

Lembra que não adianta tentar aprender tudo de uma vez e tentar fazer perfeito, porque não dá certo? Para que você tenha resultados, é importante aprender um pouco e praticar, aprender mais um pouco e praticar.... e assim por diante. Por essa razão, vou te falar quais são os passos de cada pilar. Mas você terá um conteúdo mais aprofundado sobre eles ao longo das 8 semanas. Você vai se aprofundar no conteúdo e praticar à medida que evoluir no programa.

Pilar mentalidade

O que você precisa fazer?
Fase 1 – Identificar quais são seus sabotadores.
Fase 2 – Criar uma atitude mental positiva (estado emocional).
Fase 3 – Criar um propósito, um porquê e metas para o seu corpo dos sonhos.

Por que isso funciona?

Para compreender isso exatamente, primeiro é preciso conhecer um pouco mais como nosso cérebro funciona. Possuímos uma parte mais racional e analítica e outra mais instintiva. Essa última, que chamamos de "primitiva", permanece sendo uma estrutura herdada de nossa ancestralidade, que existe basicamente como um mecanismo de defesa para nós, pois nos protege dos perigos, age rapidamente na hora da fuga e, basicamente, busca sempre o cenário mais confortável (sim, a zona de conforto), pois é avesso à dor. Por essa razão, esse cérebro mais primitivo costuma receber o rótulo de "sabotador", pois, para evitar que enfrentemos dificuldades, ele muitas vezes nos leva a desistir de nos esforçar para aquilo que queremos.

Nossos sonhos precisam primeiro acontecer na nossa mente para então acontecerem na vida. De nada adianta falar da boca para fora que vai conquistar o corpo dos sonhos e ser a melhor versão de si mesma se, na realidade, existe uma voz interna (seu sistema autossabotador) dizendo que você é incapaz, preguiçosa, indisciplinada. Isso é o que chamo de crenças limitantes que levam à autossabotagem.

Primeiro, é preciso quebrar as crenças limitantes e exterminar a autossabotagem para, então, criar uma atitude mental positiva (o que chamo de crenças fortalecedoras). É necessário treinar sua mente para que se torne mais analítica e menos primitiva. Observe que, quando diminuímos nossos impulsos e passamos a pensar mais cautelosamente, começamos a enxergar uma série de problemas que nossos maus hábitos, como o consumo de alimentos ruins, a falta de atividade física e a falta de cuidado com nossos pensamentos, podem de fato causar.

Para construir as crenças fortalecedoras, você precisa criar pensamentos, comportamentos e atitudes que a levem em direção ao seu objetivo para, então, tornar real seu propósito de se tornar sua melhor versão. Na próxima etapa deste livro, leia atentamente o **Programa de 8 Semanas** e concentre-se nas estratégias que você poderá adotar para a conquista de suas metas.

Importante: alguns podem dizer que atitude mental positiva parece algo ligado à religião, mas não é. A ciência mostra que pessoas com atitude mental positiva são mais felizes e conquistam mais seus objetivos. E o melhor é que a ciência mostra como podemos ativar esse estado mental.

Pilar alimentação

O que você precisa fazer?
Fase 1 – Limpar o seu corpo (desintoxicar).
Fase 2 – Estar muito bem-nutrida para o corpo funcionar em ótimo estado.
Fase 3 – Estratégias avançadas para queima de gordura, ganho de massa muscular e definição.
Fase 4 – Suplementação para cada fase.

Por que isso funciona?

O que acontece quando um carro recebe gasolina suja? O motor funciona mal. O que acontece quando você coloca uma gasolina premium? O carro melhora seu desempenho. Mas não adianta misturar gasolina suja com gasolina premium, não é verdade? O carro nunca vai funcionar bem se ainda houver gasolina suja. O que se faz? Tira-se toda a gasolina suja e depois coloca-se a gasolina premium.

O mesmo acontece com nosso organismo. De nada adianta comprar suplementos e implementar estratégias nutricionais (gasolina premium), que poderiam trazer resultados incríveis, se continuar comendo alimentos tóxicos (gasolina suja).

Então, na primeira fase, é necessário fazer uma desintoxicação; na segunda, dar nutrientes para seu corpo na quantidade ideal e, então, utilizar estratégias nutricionais avançadas, como *low carb*, cetogênica e jejum intermitente.

Na última fase, os suplementos alimentares são preparações destinadas a complementar a dieta e fornecer nutrientes, como vitaminas, minerais, fibras, gorduras boas ou proteínas, que podem estar faltando ou não podem ser consumidos em quantidade suficiente na dieta de uma pessoa.

O principal erro que muitas pessoas cometem é não saber escolher os suplementos que devem tomar em cada fase. Vou explicar quais são minhas premissas básicas ao escolher um suplemento.

Afinal, devo usar suplementos ou não?

A suplementação não é essencial para viver. Em primeiro lugar, é necessário comer comida de verdade, que faz bem à saúde e a leva em direção aos resultados estéticos que deseja. Porém, se você não conseguir ingerir nutrientes necessários na alimentação ou, ainda, não consumir a quantidade ideal (e não apenas mínima) para o corpo funcionar da melhor forma, você não terá uma excelente saúde e excelentes resultados na busca de um corpo definido. Nesse caso, é de bom senso considerar o uso da suplementação. Portanto, o uso da suplementação é essencial para quem busca longevidade saudável, estilo de vida excelente e resultados estéticos.

A suplementação deve seguir seis princípios-chave:

1. Ser saborosa.
2. Não conter edulcorantes, corantes e conservantes artificiais.
3. Ter pouco ou nenhum sódio.
4. Ser preferencialmente orgânica e de alta qualidade.
5. Preferencialmente, não conter transgênicos em sua formulação.
6. Permitir viver uma vida equilibrada, sem exageros ou radicalismos.

Existe uma verdade que as marcas de suplemento não te contam: suplementos amam dedicação a alimentação saudável e exercícios. Se você ficar sentada no sofá, comendo pizza e sorvete o dia todo, por favor, não compre! Não compre, porque você espera resultados incríveis sem fazer nada. Isso não existe.

Não caia em promessas milagrosas! Bons suplementos podem acelerar seus resultados com uma dedicação real ao treino e à alimentação saudável. Suplementos não são mágicos, mas são absolutamente incríveis, com uma metodologia de treino e uma alimentação corretas.

Pilar treino

O que você precisa fazer?
Fase 1 – Resetar o corpo.
Fase 2 – Acelerar a queima de gordura e aumentar o ganho de massa muscular.
Fase 3 – Esculpir o corpo.
Fase 4 – Nível Mulher-Maravilha (manutenção e alta performance).

Por que isso funciona?

Para ter ganhos, é preciso sair da zona de conforto. Quando o objetivo é perder gordura e ganhar massa muscular com saúde, o corpo gera mais adaptações e mais ganhos quando o trabalho é mais intenso.

Intensidade é treinar com faixas de repetições máximas até a falha momentânea concêntrica durante um exercício (para intermediários e avançados) e até atingir de 80% a 100% da FC (frequência cardíaca) máxima em um treinamento intervalado de alta intensidade (HIIT). Muitas palavras difíceis? Já vou explicar!

Atingir FC de 80% a 100% traz uma sensação muito ofegante e de exaustão. É uma sensação realmente intensa, e não importa o quão bem-condicionado você esteja, não importa se você é iniciante, intermediário ou avançado. Intensidades de FC nessas faixas sempre trarão essa sensação.

Atingir a falha momentânea concêntrica é quando, depois de realizar uma série de repetições, num dado momento, você não consegue mais executar nenhuma. A sensação de queimação e de ardência na musculatura trabalhada é tanta que você não consegue realizar mais repetições. Isso pode ser feito com pesos e anilhas, mas também com o peso corporal.

Se até hoje você não vê mais resultados como gostaria ou não faz ideia do que sejam repetições máximas, falha concêntrica, sensação de queimação no músculo ou o maior desconforto que você teve é ter de ir à academia, você provavelmente não está treinando ou nunca treinou como deveria.

"Mas então eu devo treinar pesado desde o início para ter resultados?"

Não. Não deve.

Fazendo uma analogia, se uma criança que está aprendendo a caminhar, que ainda não tem o devido equilíbrio, coordenação e domínio de um bom movimento da marcha da caminhada tentar colocar velocidade e correr, poderá cair e muitas vezes se machucar. É a mesma situação quando uma pessoa está sedentária, voltando a se exercitar e aprendendo a fazer novos movimentos (novos exercícios). Primeiro, precisa dominar o movimento e executá-lo bem, para depois aumentar a intensidade, ou seja, torná-lo mais intenso. Lembrando que, para dar mais intensidade, é possível, por exemplo, fazer o exercício mais rápido, colocar sobrecarga ou diminuir o tempo de descanso entre as séries. Se tentar colocar intensidade sem o corpo estar preparado, não terá bons resultados.

Portanto, a progressão para iniciantes deve ser focada na boa execução dos movimentos e sentir uma intensidade moderada. Ou seja, o iniciante deve fazer os movimentos com calma focando numa boa execução e vai sentir o coração mais rápido, vai sentir uma leve ardência, mas vai parar assim que tiver essa sensação. Não é recomendado dar alta intensidade ou levar até a falha concêntrica (sensação de queimação e ardência no músculo) sem o corpo estar preparado para isso, pois pode levar a lesões. Quando estamos mais cansados, é mais fácil descuidar de uma boa postura e boa execução dos movimentos. O fato de um iniciante não dominar os movimentos e não saber executá-los bem pode deixar a execução tão ruim ao ponto de fazer alguma lesão.

Muitas pessoas acreditam que precisam treinar de modo intenso e pesado, logo de cara, para ter resultados mais rápidos. Esse é um dos piores erros que podem cometer, pois não são os treinos pesados e extremamente intensos que apresentam os melhores resultados para quem está começando. Ao fazer isso, é bem provável que ocorram lesões e haja poucos resultados. E não pense que pessoas que já estão em nível avançado treinam o tempo todo intensamente! Para intermediários e avançados, há dias intensos e outros menos intensos.

A maior diferença entre iniciantes e avançados é que os avançados, além de fazerem em maior quantidade (mais séries, repetições, carga ou velocidade) com o mesmo domínio técnico, têm um repertório de exercícios bem maior, o que permite uma variação enorme de treino.

Você precisa seguir as progressões devidas de cada fase para obter os melhores resultados.

A qualidade de execução dos movimentos é o ponto-chave para que você não se lesione e tenha ótimos resultados. Para isso, a progressão de movimentos e de intensidade é crucial. A progressão sempre é igual para qualquer pessoa. De iniciante a avançado. O aluno iniciante faz exercícios mais básicos e simples e progride para exercícios mais complexos e intensos (mais pesados) com uma ótima execução, tornando-se, assim, um aluno avançado. Afinal, ninguém corre antes de engatinhar, não é verdade?

O aluno iniciante tem uma grande amplitude de adaptação. Isso quer dizer que, mesmo sem estar treinando em intensidades altas, há ganhos. Supondo que um aluno iniciante e um avançado façam o mesmo treino, a diferença quanto à intensidade entre eles é que a mesma intensidade pode até gerar a mesma resposta de frequência cardíaca (FC), ou seja, ambos ficarem com o coração bem acelerado. Porém o iniciante faz menos repetições e o avançado faz mais repetições no mesmo nível de fadiga (cansaço).

Como são as fases?

Na primeira fase, você vai reestabelecer as funções do seu organismo, destravar a queima de gordura natural e preparar o corpo para acelerar o ganho de massa muscular na sua total capacidade. Você vai superar a fase sedentária, usando os exercícios certos com a intensidade necessária para liberar uma queima de gordura natural sem que aconteçam lesões. Já perde os primeiros quilos se seu objetivo é emagrecer bastante ou reduz pouco peso e já define mais se você já é magra.

Na segunda fase, seu corpo está completamente pronto para acelerar o processo de ganho de massa muscular e queima de gordura. Aqui você já está feliz da vida e sente-se muito à vontade com o corpo que está definindo. Essa fase, para muitas, já é a do corpo dos sonhos!

Na terceira fase, é o momento em que você passa a utilizar técnicas mais diversificadas e avançadas para continuar acelerando o processo. Ganhar mais massa muscular e buscar um percentual de gordura mais baixo, se assim desejar.

Na fase quatro, você realizará os treinos mais avançados do sistema e estará com o corpo já onde deseja, ou perto. Agora é a fase da manutenção e de refinar detalhes.

Essas fases são baseadas na teoria do treinamento esportivo, desenvolvem a mobilidade e a estabilidade articular, a flexibilidade muscular e utilizam dois pilares que são os mais eficazes para saúde, emagrecimento e que levam ao ganho de massa muscular e redução de gordura: Treino de força e o HIIT.

Treino de força

O treinamento de força tem por objetivo desenvolver a musculatura esquelética e a aptidão física. Ou seja, é uma das partes responsáveis pelo ganho de massa muscular. É assim que você elimina a flacidez. O ganho de massa muscular também tem uma função importante na queima de gordura, pois, quanto mais massa muscular você tiver, maior é o seu gasto calórico. Isto é, quanto mais massa muscular tem, mais acelerado é seu metabolismo; quanto menos massa muscular você tiver, mais lento é seu metabolismo.

As estratégias para fazer o treinamento de força ser realmente intenso são variadas. A mais conhecida é a utilização de cargas externas, como pesos, barras e halteres, mas existem outras formas, como utilização do peso corporal, menor intervalo entre as séries de exercícios, combinação de exercícios, alto volume de repetições e mudança na velocidade de execução.

É importante dizer que os músculos não sabem contar! Por isso não existe um número exato de repetições que você deve fazer. O que importa é levar a musculatura à falha concêntrica. Ou seja, realizar o número de repetições necessário até ter a sensação de ardência e queimação da musculatura. Ou simplesmente quando é impossível realizar mais uma repetição.

Atingir a falha momentânea concêntrica é quando a intensidade está moderadamente pesada, pesada, ou muito pesada e, depois de realizar uma série de repetições, num dado momento, você não consegue mais executar nenhuma repetição. Isso pode ser feito com pesos e anilhas, mas também com o peso corporal.

HIIT (High Intensity Interval Training)

HIIT é sigla em inglês para High Intensity Interval Training. **É um trabalho cardiorrespiratório, porém de alta intensidade e curta duração.** É simplesmente uma combinação de períodos de atividades de alta intensidade com períodos de atividades mais leves. E ele possui muitas vantagens quando comparado unicamente ao aeróbio moderado de longa duração como caminhar ou correr por longos períodos.

Importante dizer que a utilização dos dois pilares de treino (treino de força e HIIT) é o que garante excelentes resultados. Sozinhos, não funcionam de forma eficaz para ganho de massa muscular e redução de gordura. Ao unir treino de força e o exercício cardiorrespiratório intervalado de alta intensidade os resultados são rápidos. Porém, o fato de ser de alta intensidade, requer uma progressão muito bem-feita. É necessário que as fases sejam cumpridas para que os melhores resultados permaneçam sem lesionar.

Ao priorizar os exercícios certos, com a combinação certa, feita de maneira progressiva e com o devido planejamento de intensidade e volume, os resultados esperados são:

Maior queima de gordura por muito mais tempo

Imagine você treinar até vinte minutos e seu corpo queimar mais gordura do que se ficasse sessenta minutos correndo ou pedalando. Você tem níveis mais elevados de queima de gordura e por muito mais tempo do que pessoas que são submetidas ao exercício aeróbio contínuo de baixa intensidade. Para o emagrecimento, não importa se você está na intensidade de queima de gordura. Quanto mais carboidratos você "queimar" durante o exercício, mais gordura será oxidada no pós-exercício!

Ganhar massa muscular ao mesmo tempo em que queima gordura

Exercícios de força são fundamentais para o emagrecimento, simplesmente porque, quanto mais músculos você tiver, mais gordura queimará. Enquanto as pessoas fazem sessenta minutos de esteira e depois sessenta minutos de musculação para ter resultados abaixo do esperado, você faz seu corpo virar uma máquina de queimar gordura e ainda aumenta seus músculos com treinos que podem durar de doze a trinta minutos.

Os treinos são divertidos

Porque as sessões de treino são mais variadas. Por meio de alta intensidade e combinações diferentes de exercícios, que envolvem força, potência, mobilidade, agilidade e estabilidade, é possível ter uma variedade de treinos enorme. Você diz adeus aos exercícios chatos e repetitivos.

Otimização hormonal

Emagrecimento é equilíbrio hormonal. Sim, se seus hormônios estão equilibrados, você se manterá magro! Uma das maneiras que temos para interferir positivamente nessa regulação hormonal é o exercício. O treino de alta intensidade tem efeitos positivos se comparados aos exercícios aeróbios na produção e na regulação de vários hormônios, como o cortisol, a insulina, o ACTH, os hormônios da tireoide, o hormônio do crescimento (GH) e a testosterona.

O GH e a testosterona são importantes não só para a diminuição da gordura corporal e para o aumento da massa muscular, como também para o sistema nervoso, incluindo as áreas responsáveis pela cognição, pela concentração, pelo humor e para a densidade óssea.

Benefício extra: diminuição do apetite

Estudos demonstraram que o treino intervalado de alta intensidade traz uma tendência grande em reduzir a fome, enquanto foi verificado um efeito inverso no treinamento contínuo. Como se isso não bastasse, a discrepância foi muito mais em alimentos gordurosos e em doces. Dessa maneira, quando faziam exercícios contínuos, os indivíduos tinham uma ingestão de gordura aumentada em 38%. Quando faziam HIIT, esse consumo era diminuído em 16%. Assim, tudo indica que, além de ser altamente indicado para o emagrecimento por suas propriedades fisiológicas, o HIIT ainda ajuda a diminuir a vontade de comer doces e alimentos gordurosos.

Programa de 8 Semanas

Agora que você já conhece os três pilares que serão capazes de reprogramar seu estilo de vida, apresento-lhe o plano mestre que utiliza as melhores estratégias para cada pilar.

Aqui está o que eu preparei para você, que quer cuidar de cada um dos detalhes, na ordem certa, da maneira certa. Permaneça firme no aperfeiçoamento dos três pilares abordados e potencialize seus resultados.

BARRIGA
DOS SONHOS:
GAME

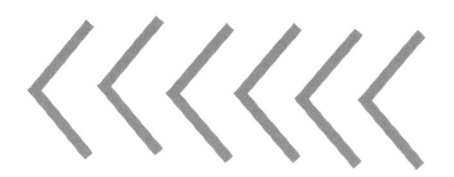

**Um hábito de cada vez,
de maneira consistente.**

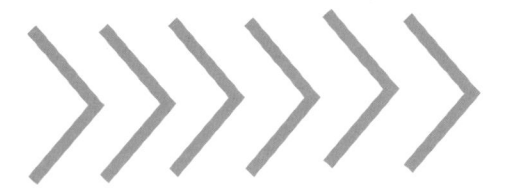

Bem-vinda ao RQX Game

Para unir tudo o que você aprendeu até aqui e organizar em um passo a passo prático, eu apresento o **RQX System**, um sistema que criei que já ajudou milhares de mulheres a conquistar o corpo dos sonhos no Brasil e no mundo.

O RQX System é uma metodologia que une os três pilares do corpo dos sonhos: **mentalidade vencedora, alimentação saudável e treino de alta intensidade** combinado com treino de força. Por meio desses pilares, eu tenho ajudado milhares de pessoas a atingirem seus objetivos conquistando a saúde, o corpo e um estilo de vida extraordinário, e você pode ser a próxima. Tudo isso de maneira simples, rápida e definitiva.

Todo o sistema é organizado em uma jornada. Antes de você começar, a pergunta mais importante que você deve se fazer é qual tipo de corpo deseja ter. Tendo essa clareza, você saberá até onde precisa ir na jornada.

Agora vou explicar como ela funciona.

Jornada RQX System: do ciclo do fracasso ao corpo dos sonhos

A jornada do programa RQX System é separada em ciclos de 8 semanas: um passo de cada vez. Na primeira fase, que é o Programa RQX Barriga de Sonho, você começa a desbloquear a queima de gordura, acelerando tanto a perda de peso quanto o ganho de massa muscular e atingindo, assim, seus primeiros resultados.

É comum nessa fase muitas alunas atingirem resultados que nunca conseguiram antes. Já é possível perceber redução de medidas, celulite e gordura localizada. Mesmo quem já frequentou academia e fez algum tipo de dieta.

A segunda fase é o RQX Barriga de Sonho Premium. Nesse momento, começa o processo de acelerar ainda mais a queima de gordura e o ganho de massa muscular. Aqui já é possível perceber mais definição muscular e redução da flacidez.

A próxima fase, que dura mais 8 semanas, o RQX Corpo dos Sonhos, é a fase em que você começa a esculpir seu corpo, conseguindo o corpo que muitas pessoas chamam de "corpo de capa de revista".

Nessa fase da jornada de treinamento, além do resultado incrível no corpo, é possível perceber que a mentalidade mudou. É comum as alunas estarem mais focadas, com novos hábitos já consolidados e já vivendo de forma natural um novo estilo de vida leve, divertido e prazeroso.

Após essas três fases, existem novos programas chamados RQX Desafios Diários, tendo cada um a duração de 8 semanas. Essa é a fase em que as alunas chegam ao mesmo nível de treinamento que eu faço hoje em dia. Começando a utilizar, caso se sinta confortável e preparada, acessórios para aumentar a intensidade dos treinos, como cordas, halteres e outros tipos de sobrecarga externa, e evoluindo cada vez mais nessa direção.

Uma das coisas mais importantes, ao iniciar a jornada do RQX System, é saber qual é o tipo de corpo que você deseja ter. A segunda coisa importante a ser entendida é que **nós não somos multitarefa, adquirimos um hábito de cada vez.** Então, é importante que você saiba que toda a jornada RQX é formatada para que você adquira um hábito de cada vez, de maneira consistente, e que você crie rotinas a partir desses hábitos.

Esse é o maior objetivo do RQX System: ser uma metodologia progressiva, que a leve a uma vida extraordinária, com um estilo muito mais saudável e estratégico. Conquistando o corpo dos sonhos e permanecendo nele para sempre!

Ao longo deste capítulo, você vai vivenciar a primeira fase do RQX System: o RQX Barriga de Sonho. Este manual prático terá duração de 8 semanas.

Prefiro chamar esse manual de Game! Ou seja, um jogo.

Um jogo onde eu a desafio a cumprir tarefas essenciais para conquistar seus objetivos.

"Raquel, será que vou conseguir?"

Você já viu um bebê falando:

"Acho que caminhar não é para mim... Não nasci pra isso...".

Ou então:

"Não sou bom o suficiente pra engatinhar...".

Nada disso!

Um bebê não cogita a possibilidade de não ter capacidade de aprender. Ele só vai lá e faz!

Vamos incorporar essa essência e mentalidade. Passos de bebê.

Além disso, um jogo é sempre muito divertido!

O que você precisa saber agora para dar os primeiros passos é que, de 4 a 5 vezes por semana, você poderá realizar tarefas que envolvem os três pilares da transformação do corpo e da vida extraordinária: mentalidade vencedora, alimentação saudável e treino de alta intensidade combinado com treino de força.

São tarefas simples de realizar que usam no máximo poucos minutos do seu dia.

Lembre-se de que um grande castelo é construído com um tijolo de cada vez. Assim como o corpo dos sonhos: cada tarefa é um tijolo de um grande castelo.

Vamos começar!

Manual prático de 8 semanas para conquistar o corpo dos sonhos

Vamos medir seu nível de motivação para conquistar o corpo dos sonhos.

De 0 a 10, quão empolgada você está para conquistar o corpo e a saúde dos seus sonhos?

_____

SEMANA 1

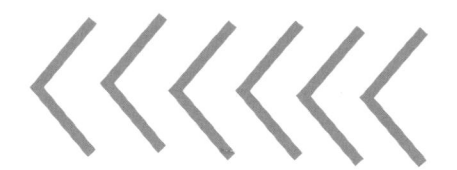

Para mudar, é necessário ter consciência do estado atual.

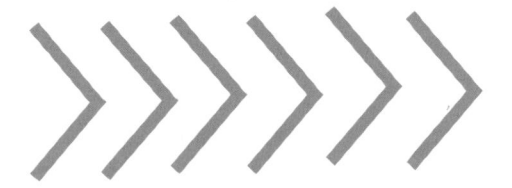

DIA 1

Entenda os objetivos do Game

>> TAREFA 1 >>

Como este Game pode ser realizado?

Os treinos serão realizados em vídeo por meio do aplicativo RQX System, que você pode baixar na Apple Store ou no Google Play. Disponibilizei de forma gratuita um treino completo que você poderá utilizar durante as 8 semanas. Para acessar o vídeo, você fará o download do aplicativo RQX System no Google Play ou na Apple Store. Você poderá realizar o treino com seu smartphone, tablet ou Smart TV.

Baixe o aplicativo ou vá até a loja do seu sistema operacional e busque RQX System.

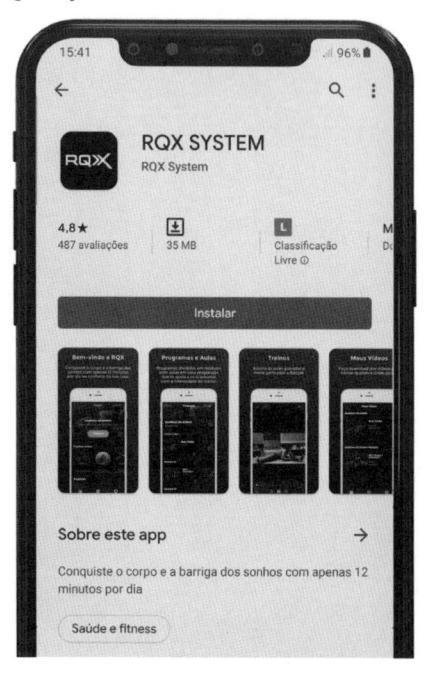

Cada vez que aparecer a tarefa de treino ao longo da leitura desta obra, basta você ir até o aplicativo e realizar a sessão de treino com o vídeo. Ao adquirir este livro, você ganhou acesso a um treino. Este é o treino que você poderá realizar durante as 8 semanas de plano de ação deste livro.

Você verá, ao acessar o aplicativo, que o Programa Barriga de Sonho é composto por vários treinos diferentes durante as 8 semanas. Você pode decidir fazer apenas o treino gratuito do livro ou pode adquirir o Programa online completo.

Qual a diferença de fazer o mesmo treino durante as 8 semanas e fazer o programa completo?

Ao fazer um único treino durante as 8 semanas você terá resultados! Algumas pessoas simplesmente preferem fazer a mesma coisa sempre. Se esse é seu caso, pode ficar apenas com o treino gratuito.

Ao realizar o programa completo você terá maior diversidade de treinos, incrementará a intensidade gradualmente e complexidade dos treinos semanalmente. Se você é do tipo de pessoa que adora variações e desafios, este é o modelo ideal para você.

Defina seus objetivos em cada pilar

É importante que, no início do processo, você tenha clareza de cada objetivo que quer conquistar em cada um dos pilares do Sistema. A partir de agora, eu vou te ajudar a definir o que você quer e pode conquistar em cada etapa em mentalidade, alimentação e treino.

Agora você vai entender como funciona a progressão ideal de cada fase. Isso é importante para você tenha conhecimento sobre toda a jornada.

O Manual prático a seguir representa a fase 1 do RQX System, ou seja, você vai vivenciar o RQX Barriga de Sonho. Ao finalizar essa fase, é possível avançar para as próximas fases da jornada.

Objetivos do Game: 3 pilares

Qual o objetivo do Game quanto à mentalidade?

O desenvolvimento da inteligência emocional é um fator-chave na busca do corpo dos sonhos.

Na fase 1 - RQX Barriga de Sonho, o maior objetivo é conhecer seus sabotadores e impedir que eles atrapalhem seu processo de conquista de uma vida saudável e do corpo do seu sonho.

Na fase 2 - RQX Barriga de Sonho Premium, o maior objetivo é que você conquiste uma atitude mental positiva.

Na fase 3 - RQX Corpo dos Sonhos, é consolidar as fases anteriores: manter os sabotadores sob controle, ter uma atitude mental positiva com consistência, e desenvolver novas habilidades para que você consiga passar para um próximo nível de estilo de vida e de corpo dos sonhos.

Agora vamos testar seu conhecimento. Quero ter certeza de que você entendeu. É muito importante você compreender e assimilar por que fazemos o que fazemos. Se você vê sentido, se percebe que é o melhor caminho a seguir, realizará as tarefas de forma mais determinada.

Qual opção representa os objetivos do Game quanto à mentalidade?*

a. Desenvolvimento da inteligência emocional é fator-chave de sucesso na busca do corpo dos sonhos. Na fase 1, o maior objetivo é conhecer os sabotadores e impedi-los de te atrapalhar.

---

* Resposta correta: a.

Na fase 2, RQX – Barriga de Sonho Premium, o objetivo é desenvolver um modelo mental positivo. Na fase 3, RQX Corpo dos Sonhos, o objetivo é a consolidação das etapas anteriores e o desenvolvimento de novas habilidades para levá-la a um próximo nível na conquista do corpo dos seus sonhos.

b. Não há necessidade em desenvolver inteligência emocional. Isso não ajuda em nada.

>> TAREFA 2 >>

Qual o objetivo do Game quanto à alimentação?

A alimentação é essencial para prover dar energia e fazer seu corpo funcionar a todo vapor, porém você precisa seguir uma progressão adequada para sair do seu estado atual até conquistar o corpo dos sonhos.

Na fase 1 – RQX Barriga de Sonho, o objetivo é desintoxicar seu organismo, resetando e desbloqueando a queima de gordura e o ganho de massa muscular natural do seu corpo. Tudo isso, seguindo sempre a regra 80/20, que na tarefa a seguir você entenderá o que é.

Na fase 2 – RQX Barriga de Sonho Premium, o principal objetivo é oferecer a você uma ótima nutrição. Com um corpo bem-nutrido, você acelerará seu metabolismo, ganhará mais massa muscular, propiciará uma queima de gordura maior e cada vez mais eficiente.

Na fase 3 – RQX Corpo dos Sonhos, a missão é oferecer a você estratégias ainda mais avançadas para que continue evoluindo no processo de emagrecimento, não só perdendo peso, mas esculpindo todo o seu corpo.

Qual opção representa os objetivos do Game quanto à alimentação?*

a. Na fase 1, RQX Barriga de Sonho, o objetivo é desintoxicar o organismo, "resetar" e desbloquear a queima de gordura natural seguindo a regra 80/20. Na fase 2, RQX Barriga de Sonho Premium, o objetivo é oferecer ótima nutrição para o corpo acelerar o processo de ganho de massa muscular e queima de gordura. Na fase 3, RQX Corpo dos Sonhos, o objetivo é oferecer estratégias mais avançadas para queima de gordura e ganho de massa corporal.

b. Fazer a dieta perfeita e restritiva sem nunca sair da linha.

» TAREFA 3 »

Qual o objetivo do Game quanto ao treino?

Na fase 1 – RQX Barriga de Sonho, o objetivo é fazer com que seu corpo se prepare para ter os primeiros resultados, utilizando movimentos simples e práticos. Liberar a queima de gordura natural e dar os primeiros passos no ganho de massa muscular.

Na fase 2 – RQX Barriga de Sonho Premium, a missão é acelerar o processo de queima de gordura e ganho de massa muscular, já com nossos treinos e movimentos um pouco mais avançados.

Na fase 3 – RQX Corpo dos Sonhos, o principal objetivo é esculpir seu corpo, acelerando o ganho de massa muscular e aumentando a definição e a queima de gordura. É possível utilizar alguns acessórios como corda, halteres etc. Tudo vai depender da sua vontade de utilizar esses acessórios.

---

* Resposta correta: a.

Qual opção representa os objetivos do game quanto ao treino?*

a. Na fase 1, RQX Barriga de Sonho, preparar o corpo de forma progressiva para dar os primeiros resultados começando movimentos simples. Na fase 2, RQX Barriga de Sonho Premium, o objetivo é acelerar o processo de queima de gordura e ganho de massa muscular com novos treinos, mais avançados. Na fase 3, RQX Corpo dos Sonhos, o objetivo é esculpir o corpo com treinos mais intensos e mais avançados, com o uso de acessórios.

b. Pular etapas e treinar em altíssima intensidade com movimentos complexos desde o início sem se preocupar se o corpo está preparado.

» TAREFA 4 »

Três regras para executar os treinos e ter mais resultados:

A primeira regra para executar um bom treino é saber diferenciar o que chamo de "dor boa" e "dor ruim". A dor boa é quando você sente o músculo arder e queimar, você precisa sentir isso durante o treino. Já a dor ruim é a dor nas articulações: joelhos, ombros, cotovelos etc. Se você sente dor em alguns desses locais, algo está errado. Você pode estar com alguma lesão diretamente neles ou, ainda, ter uma contratura em um músculo próximo que está sobrecarregando essa articulação.

A massagem de liberação miofascial é essencial nesse momento. Essa automassagem auxilia seus músculos a estarem mais preparados antes da sessão de treino e pode ser realizada

---

* Resposta correta: a.

após os exercícios para auxiliar na recuperação da musculatura e amenizar as dores.

Durante a semana 1 do Game você terá o passo a passo para executar essa massagem. Caso esteja seguindo pelo aplicativo, terá também um vídeo explicativo.

Outro motivo para a dor ruim acontecer é a execução errada dos movimentos, o que também sobrecarrega as articulações. Quando iniciamos um programa de exercícios e estamos um pouco enferrujadas, é normal sentirmos um pouco de desconforto e não executarmos muito bem os exercícios. O melhor é ir com calma, com todo o cuidado, e aos poucos ir evoluindo.

A segunda regra é que a execução deve ser muito bem-feita. No programa, eu passo várias dicas para que você pratique os treinos da melhor maneira possível, prevenindo-se contra lesões e contraturas.

A terceira regra é a intensidade. Quanto mais intensidade você colocar nos treinos, mais vai acelerar os batimentos cardíacos e terá uma melhor queima de gordura. O coração tem que sair pela boca mesmo.

De início, eu peço que você realize os movimentos com mais calma, e é normal não sentir tanto isso. Mas, com o passar das semanas em que peço que você realize com mais velocidade os exercícios, isto é, dê intensidade, é normal sentir-se ofegante e com o coração bem acelerado.

Apenas lembre-se: sentir o coração acelerar não quer dizer que você esteja sem condicionamento e, sim, que a metodologia utilizada no treino é para ser realmente intensa e vai te fazer ficar assim mesmo.

Qual opção está correta quanto às 3 regras do treino para ter mais resultados?*

a. Sentir a "dor boa", focar na boa execução, dar intensidade (sentir coração acelerado).
b. Sentir "dor ruim" sempre; boa execução não é importante, não precisa sentir coração acelerado nunca.

» TAREFA 5 »

Entenda as regras do Game

Quais são as regras do Game?

Preciso da sua máxima atenção agora! Pois essas regras é que garantem que você atinja seus objetivos!

O programa tem duração de 8 semanas.

A cada semana, você terá de 4 a 6 dias com tarefas de mentalidade, alimentação e treinamento.

O objetivo é que você cumpra todas as tarefas da semana e só passe para a próxima depois de ter feito a anterior. Ou seja, que você cumpra 100% das tarefas para então passar para a próxima.

Vou te explicar melhor.

Por exemplo, na semana 1, você só vai fazer a tarefa do dia 2 após ter feito a do dia 1. Sempre será uma sequência.

Se você falhar em um dia de tarefas, não passe para o próximo dia. Isso significa que você só chegará no final do programa com dias e tarefas que efetivamente foram concluídas.

Um exemplo prático: se você fez as tarefas do dia 1 na segunda-feira e por algum motivo não conseguiu fazer as tarefas do dia 2 na terça, na quarta-feira você cumpre a tarefa

---

* Opção correta: a.

do dia 2 para somente depois avançar para o dia 3 e assim sucessivamente, sempre que acontecer.

Modo correto:
Segunda-feira: Dia 1 – realizado
Terça-feira: Dia 2 – não realizado
Quarta-feira: Dia 2 – fazer a tarefa do dia 2

Já para passar para a próxima semana, precisa ter cumprido pelo menos 4 dias de tarefas da semana.

Fique tranquila, o maior objetivo do game é a consistência, não a perfeição.

Quando consigo passar de fase?

Preciso completar 4 dias das tarefas semanais.

›› TAREFA 6 ››

Quantas vezes devo treinar na semana?

Minha sugestão é que você treine e realize as tarefas de quatro a cinco vezes na semana. Não importa a sequência, se for em dias seguidos ou alternados. O importante é completar as tarefas e treinar. E mais importante: treinar com qualidade, executando bem os movimentos e colocando intensidade no treino. De nada adianta você treinar todos os dias sem intensidade, fazendo movimentos reduzidos.

Você não vai se machucar se treinar o mesmo grupo muscular todos os dias. Pelo contrário, é o que precisa ser feito para que você tenha resultados.

Talvez você pergunte "Raquel, não é necessário descansar o músculo?". Os estudos mostram que precisamos treinar de 3 a 5 vezes por semana os mesmos grupos musculares para termos resultados. O ideal é de 4 a 5 vezes por semana. Não se preocupe quanto a precisar descansar o músculo a não ser que você seja uma atleta de alto nível, que treine várias horas todos os dias de maneira intensa, caso contrário, fique tranquila. Você não vai entrar em *overtraining*, ou seja, excesso de treinamento, exercitando-se 12 minutos por dia. O programa está planejado para que você descanse o necessário. Lembre-se! Quem deve se preocupar com descansos são atletas de alto nível que treinam muitas horas por dia. Meros mortais como nós que mal treinam uma hora por dia e muito menos treinam em altíssimas intensidades não devem se preocupar tanto com descanso.

As lesões acontecem por desequilíbrios musculares (um músculo mais forte que o outro) ou por excesso de contratura muscular, o que é muito comum em pessoas sedentárias, que estão paradas há muito tempo.

Eu, por exemplo, treino todos os dias, todos os grupos musculares, e não tenho problema algum. Pelo contrário, sinto mais disposição física e mental para executar a rotina de forma mais leve e prazerosa.

Resumindo: não importa o horário do dia ou a sequência de treinos, se for em dias seguidos ou alternados. O que importa é cumprir o treino!

Fiquem tranquilas e lembrem: treino feito, alma lavada!

O que está correto quanto à quantidade de dias de treino?*
a. Sempre treinar 4 a 5 vezes por semana em dias seguidos e sempre de manhã cedo.
b. Não importa o horário. Realizar o treino de 4 a 5 vezes por semana, não importando se em dias seguidos ou alternados.

* Resposta correta: b.

›› TAREFA 7 ››

Posso fazer mais de um treino por dia?

Essa é uma das perguntas mais frequentes. Você até pode fazer essa rotina. Não é um problema, porém eu não recomendo. Se você fizer os doze minutos por dia, como eu ensino, com intensidade e ótima execução, não sentirá necessidade de treinar mais de uma vez ao dia.

Não adianta nada fazer três ou até quatro treinos em um dia, e no outro não poder fazer nada porque ainda não se recuperou. Ou pior, fazer mais de um treino em um só dia e não colocar intensidade em nenhum. O segredo é colocar intensidade alta e ter qualidade na execução, mas sem exageros.

Você pode fazer mais de um treino, mas não há necessidade nenhuma. Não é recomendado. Um treino bem feito é o que você precisa para atingir resultados.

E quanto a fazer mais de um treino por dia?*
a. Até pode fazer mais de um treino, mas não há necessidade nenhuma. Não recomendado. Um treino bem feito é o que é necessário para atingir resultados.
b. Devo fazer sempre dois treinos por dia, só assim terei resultado.

›› TAREFA 8 ››

Qual o melhor horário para treinar?

O melhor horário para treinar é o que você pode cumprir. Cumpra o treino, não pense em horário perfeito.

---

* Resposta correta: a.

Minha recomendação é que, se puder, opte por treinar nas primeiras horas do dia. A força de vontade é como um músculo. Se cansa e fica mais fraca quando se esforça demais. Nos primeiros horários, ela está mais alta. Ao longo do dia, vamos literalmente gastando nossa cota de força de vontade.

Por outro lado, algumas pessoas adoram treinar no fim do dia e se sentem ótimas. Por quê?

Na realidade, a dica mais valiosa é estabelecer uma rotina e escolher um horário ou um turno específico que fique na sua agenda de tarefas como "o horário do treino". Por exemplo, meu turno de treino é sempre pela manhã, entre as 10h e as 13h. Em alguns dias, é às 10h; outros dias, começo às 11h. Tudo depende da minha agenda de tarefas antes e depois do treino. Porém, meu horário de treino é sagrado.

Apenas em raríssimas exceções eu faço meu treino fora desse horário. Criar boas rotinas é fundamental para que você se torne mais produtiva. Se sempre acontece algum imprevisto ou você vive com muitas emergências, ou seja, passa o dia todo apagando incêndios, é bem provável que você esteja ocupada, e não que seja produtiva.

Até estabelecer sua rotina de vida extraordinária, pode ser que você ainda não consiga se organizar tão bem. É natural e faz parte do processo. Não se culpe! Contudo, busque sempre melhorar para a próxima vez.

Lembre-se: o importante é treinar no horário que você tiver disponível e não ficar parada.

Concluindo sobre o melhor horário para treinar: treino feito é melhor que horário perfeito!

Qual opção está correta quanto ao melhor horário para treinar?*
a. Você deve treinar sempre pela manhã. É uma regra.
b. Treinar no horário que puder. Treino feito é melhor que horário perfeito.

---

* Resposta correta: b.

RESPONDA AO QUESTIONÁRIO

Qual seu maior objetivo?

( ) Reduzir mais de 10 kg.
( ) Manter o peso, eliminar flacidez, ganhar massa muscular e definir.
( ) Reduzir de 1 a 9 kg.
( ) Melhorar a aparência do abdômen pós-parto. Tenho diástase e flacidez.

Qual é seu peso atual?
_____

Qual é sua estatura?
_____

Você sente alguma dor? Onde?
( ) Costas.
( ) Joelhos.
( ) Região cervical.
( ) Outros.

Conhecendo seu estado atual e o estado desejado

A seguir, vou te fazer umas perguntas para que você tenha consciência de como é o seu estado atual e o seu estado desejado ao finalizar o Programa de 8 Semanas. Ou seja, para que você perceba como está hoje e como deseja estar em um futuro próximo.

A tarefa que você realizará agora é baseada na neurociência e na física quântica. Não vou me estender em conceitos técnicos, mas basicamente é o seguinte:

Para algo de bom acontecer na vida, para um sonho se realizar de forma concreta, primeiro ele precisa acontecer dentro da sua mente. Primeiro, é necessário criar uma realidade desejada dentro da cabeça para que ela possa acontecer na vida real. Por exemplo, um arquiteto vai colocando um tijolo em cima do outro e vai ver o que dá no final ou ele cria tudo antes? Na mente de um arquiteto, um prédio precisa ser imaginado como se já estivesse pronto antes mesmo de ser desenhado no papel. Só depois de imaginado é que ele realmente será construído. Somos os arquitetos da nossa saúde, do nosso estilo de vida... Enfim, do nosso destino.

Por isso, é fundamental que você responda a cada pergunta fechando os olhos e imaginando todos os detalhes de onde você está hoje e aonde deseja chegar.

NUMA ESCALA DE 0 A 10, RESPONDA AS QUESTÕES ABAIXO:

Quão satisfeita você está com sua saúde e aparência física?
Como você se vê hoje: ___.
Como deseja estar: ___.

Como avalia sua tranquilidade mental e estabilidade emocional?
Como você se vê hoje: ___.
Como deseja estar: ___.

Quão eficaz você é administrando seu tempo?
É capaz de alcançar e completar as metas propostas no dia a dia?
Como você se vê hoje? ___.
Como deseja estar: ___.

Quão satisfeita você está com sua vida profissional?
Como você se vê hoje: ___.
Como deseja estar: ___.

Como pontuaria a forma como lida com seu dinheiro?
Como você se vê hoje: ___.
Como deseja estar: ___.

Como pontuaria seu sentido de propósito e significado de vida? Está ativamente contribuindo e celebrando?
Como você se vê hoje:___.
Como deseja estar: ___.

Como você avalia seu nível de ansiedade hoje?
Como você se vê hoje:___.
Como deseja estar: ___.

Como é seu comprometimento com os treinos e com a alimentação saudável para atingir seu objetivo?
Como você se vê hoje:___.
Como deseja estar: ___.

Como você se sente em relação à disposição ao longo do dia?
Como você se vê hoje:___.
Como deseja estar: ___.

Como você avalia seu sono hoje?
Como você se vê hoje: ___.
Como deseja estar: ___.

Como você avalia sua alimentação?
Como você se vê hoje: ___.
Como deseja estar: ___.

Como você avalia sua autoestima?
Como você se vê hoje: ___.
Como deseja estar: ___.

Qual das imagens a seguir mais representa sua imagem corporal?

Observação: os parâmetros de saúde indicam que, para ter uma longevidade saudável, o ideal é ter um percentual de gordura corporal de 25% ou menos. É ideal que sua imagem corporal ideal, sua meta final, esteja entre as imagens 1 a 5. Existem mulheres que, se atingirem o objetivo de 24% a 26% de gordura, se sentirão com a missão cumprida. Enquanto outras têm vontade de ter um percentual de gordura de 12% a 14%, como na imagem 1. É uma questão pessoal, o que você considera bonito e desejável! Portanto, faça a escolha com que você realmente sente mais afinidade.

Escolha uma opção de 1 a 9 para como você se vê hoje: ___.
Escolha uma opção de 1 a 9 para como deseja estar: ___.

100 > Raquel Quartiero

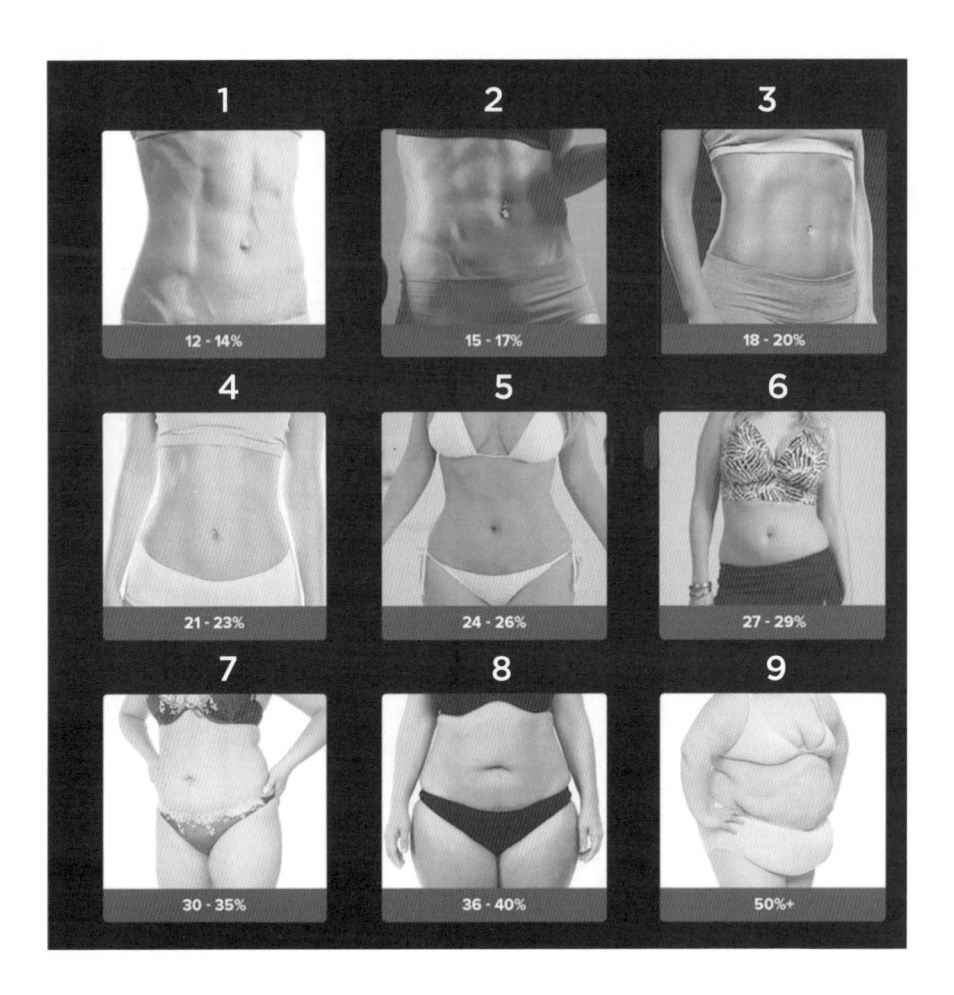

TERMOS DE COMPROMISSO

Questionário PAR-Q

Você responderá a seguir um questionário chamado PAR-Q.

É um questionário que deve ser aplicado antes que você comece a praticar atividade física regularmente.

O principal objetivo do PAR-Q é identificar possíveis limitações e restrições existentes na saúde da pessoa que deseja cuidar de si praticando exercício físico.

O questionário se concentra em verificar se a pessoa tem algum problema cardiovascular ou histórico familiar de doenças do coração.

Os problemas cardíacos são uns dos mais preocupantes e limitantes para aqueles que desejam começar a praticar exercício.

Caso a resposta seja "SIM" para uma ou mais perguntas, o aconselhável é procurar um médico para um exame completo antes de começar a fazer exercício físico.

Caso responda NÃO para todas as perguntas, você é considerada apta a praticar exercício e poderá iniciar o programa. Lembrando que, ainda assim, você deve procurar um médico e obter liberação.

(PAR-Q) Alguma vez um médico lhe disse que você tem um problema no coração e lhe recomendou que só fizesse atividade física sob supervisão médica?
( ) Sim.
( ) Não.

(PAR-Q) Você sente dor no peito causada pela prática de atividade física?
( ) Sim.
( ) Não.

(PAR-Q) Você sentiu dor no peito no último mês?
( ) Sim.
( ) Não.

(PAR-Q) Você tende a perder a consciência ou cair como resultado de tontura ou desmaio?
( ) Sim.
( ) Não.

(PAR-Q) Você tem algum problema ósseo ou muscular que poderia ser agravado com a prática de atividade física?
( ) Sim.
( ) Não.

(PAR-Q) Algum médico já lhe recomendou o uso de medicamentos para pressão arterial, circulação ou coração?
( ) Sim.
( ) Não.

(PAR-Q) Você tem consciência, por meio de sua própria experiência ou aconselhamento médico, de alguma outra razão física que impeça sua prática de atividade física sem supervisão médica?
( ) Sim.
( ) Não.

Contrato de boas práticas

Temos um contrato que você vai ler e aceitar os termos para poder prosseguir.

Eu, _____, comprometo-me a cumprir os termos estabelecidos durante esse treinamento, pois entendo que isso definirá os resultados que obterei por toda minha vida. Declaro que me encontro em plenas faculdades físicas e mentais e que assino o presente termo de compromisso de livre e espontânea vontade, ciente dos meus limites e de que não sou obrigado a realizar nenhuma tarefa, dinâmica ou atividade.

Declaro estar ciente de meu estado de saúde, bem como estar em plenas condições de saúde e estar autorizado por meu médico a praticar atividades físicas em alta intensidade, assumindo total responsabilidade pelo meu estado, isentando o RQX System e seus colaboradores de responsabilidades sobre qualquer acontecimento durante os treinos orientados tanto aqui no livro como no vídeo

O conteúdo deste material é fornecido apenas para fins informativos e educativos, não pretende ser de cunho médico, nem de diagnóstico ou prescrição de qualquer outra área. Não substitui a orientação médica e/ou prescrições de profissionais da área da saúde e outras, assim como não tem a intenção de ser usada como tratamento para qualquer doença, condição de saúde ou lesão.

É imperativo, antes de começar qualquer plano alimentar ou treinamento, inclusive aqueles descritos neste programa, que você tenha a aprovação completa de um nutricionista e um educador físico. Mesmo que você não tenha problemas de saúde conhecidos, é aconselhável consultar um médico antes de fazer grandes mudanças em seu estilo de vida. Você assume expressamente esses riscos e renuncia qualquer alegação que eles possam ter contra o RQX System ou a equipe distribuidora do material como resultado de qualquer lesão ou doença futura incorridas no uso, ou mau uso, deste.

Termo de compromisso:
1 – Cumprimento fiel do Programa respeitando limites físicos e emocionais.
2 – Execução de todos os exercícios propostos respeitando os limites físicos e emocionais.
3 – Comprometimento e foco com o processo.

( ) Aceito os termos de uso.
( ) Não aceito os termos de uso.

Assinatura:_____
Data:_____

>> TAREFA 9 >>

Avaliação física antes de iniciar o programa

Vamos fazer fotos para que você possa ver sua evolução ao longo do programa. Nas próximas tarefas, será necessário utilizá-las.

Tire as fotos com seu smartphone e deixe armazenadas no seu álbum ou imprima a foto se assim desejar.

Recomendações para realizar as fotos:
- Use biquíni ou shorts e top.
- Esteja em um ambiente bem-iluminado.
- Coloque a câmera na posição vertical.
- Você pode pedir para alguém fazer as fotos para você ou fazê-las sozinha na frente do espelho.
- Faça uma foto de frente.
- Faça uma foto de lado.
- Faça uma foto costas.

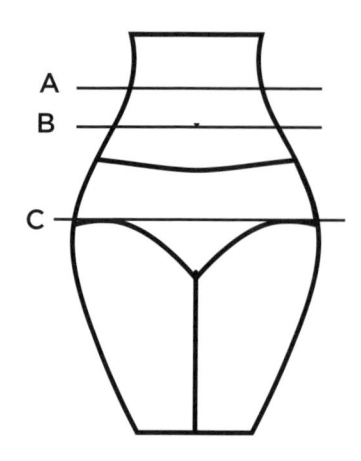

Como medir:

A - Cintura | Contornar ao redor do corpo com a fita na parte mais fina da cintura.

B - Abdômen | Contornar ao redor do corpo com a fita em cima do umbigo.

C - Quadril | Contornar na parte do quadril com a maior circunferência.

No final do programa, você realizará as mesmas fotos, para poder compará-las. Ou seja, realizar o famoso ANTES e DEPOIS. Portanto, procure escolher a mesma roupa, o mesmo ambiente, a mesma distância e o mesmo tipo de iluminação, pois isso colabora para que a comparação fique mais precisa.

Agora você vai realizar a medida da circunferência do abdômen, da cintura e do quadril. Para fazer a medida, é necessário usar uma fita métrica.

Como realizar a medida da circunferência do abdômen:
– Contorne a fita métrica ao redor do corpo na altura do abdômen, sob a cicatriz umbilical (umbigo). De 1 a 200 cm: _____.

Como realizar a medida da circunferência da cintura:
– Contorne a fita métrica ao redor do corpo na altura da cintura (menor circunferência entre peito e abdômen). De 1 a 200 cm: _____.

Como realizar a medida da circunferência do quadril:

– Contorne a fita métrica ao redor do corpo na altura do bumbum (maior circunferência ao redor do bumbum). De 1 a 200 cm: _____.

>> TAREFA 10 >>

Treino

Sua tarefa é realizar o treino Iniciante 1.

Lembrando que, para acessar o vídeo, você deverá fazer o download do Aplicativo RQX System no Google Play ou na Apple Store, caso ainda não tenha feito.

Você poderá realizar o treino pelo seu smartphone, tablet ou Smart TV.

Após realizar o treino, responda:
De 0 a 10, quão desafiador foi seu primeiro treino? Sendo 0 muito fácil e 10 muito difícil:
_____

>> TAREFA 11 >>

Mentalidade

Como conquistar o corpo dos sonhos sem sacrifícios. Chave do sucesso para adquirir novos hábitos

Existem três tópicos importantes quando o assunto é mentalidade magra. Se você der atenção a cada um deles, seus resultados serão cada vez melhores e mais progressivos com o passar do tempo:

Entender a diferença entre o ciclo do fracasso **versus** o ciclo do corpo dos sonhos: para que você identifique seu ciclo e como sair dele caso necessário.
Hábitos angulares: para que você entenda o papel do treino e a importância dele na sua rotina.
A regra 80/20 na mentalidade: algo com que você já deve ter se familiarizado durante a leitura do livro e vou explicar em mais detalhes como se aplica nessa tarefa nas próximas linhas.

Para conquistar o corpo dos sonhos e um estilo de vida extraordinário, é necessário construir boas rotinas.

Entenda o ciclo do fracasso e o ciclo do corpo dos sonhos

Ciclo do fracasso: péssimas rotinas são pesadas, desorganizadas, cheias de imprevistos, sacrificantes e não levam a bons resultados.

Exemplo: A pessoa acorda tarde, sempre atrasada. Por não ter se organizado, não tem nada nutritivo para comer. O corpo obrigatoriamente entra em processo de retenção. A pessoa fica inchada, não bebe água e as coisas só pioram. Próximo à hora do almoço, bate a fome e ela come a primeira coisa que vê pela frente, geralmente algo como doce, salgadinhos, biscoitos. No almoço, ingere qualquer coisa que a deixa saciada. Geralmente, muito carboidrato e doce na sobremesa. À tarde, continua sem beber água e não se alimenta. À noite, come algo pesado, como uma pizza, pastel, sanduíche. Nesse ritmo todos os dias, será que a pessoa viverá saudável pelos próximos 10 anos?

> Ciclo da vida e do corpo dos sonhos: boas rotinas tornam a vida produtiva, leve, divertida e simples. Trazem resultados rápidos e permanentes.

O ciclo da vida e do corpo dos sonhos basicamente é uma rotina que fará você ter grandes resultados: uma excelente noite de sono, tomar um café da manhã nutritivo, com alimentos que proporcionam saciedade. Ingerir os suplementos ideais e planejados. Ter seu horário fixo de treino e exercício. Na hora do almoço, comer algo bem nutritivo. À tarde, tomar mais algum suplemento e fazer seu lanche.

Durante a noite, fazer alguma prática de meditação, *mindfulness*, escrever no seu diário, jantar e ter uma noite de sono incrível.

Lógico que ambos são apenas exemplos, porém, com essas rotinas básicas, você consegue identificar quem pode ter resultados ou não, certo?

Uma coisa muito importante na hora de adquirir novos hábitos e conquistar rotinas de sucesso é entender que o nosso cérebro não é multitarefa. Muitas pessoas acham que podem executar milhares de coisas ao mesmo tempo, mas, na realidade, nosso cérebro só faz uma de cada vez.

O máximo que ele consegue fazer é alternar o foco que ele está dando para uma determinada tarefa. Então, não é porque eu estou ao telefone e falando com alguém ao vivo ao mesmo tempo que eu estou fazendo duas tarefas. Uma hora eu voltarei a ficar apenas ao telefone.

O maior problema em tentar fazer muitas coisas ao mesmo tempo é que não é possível fazer nada direito e ainda se gasta muito mais energia, porque, cada vez que o foco é alternado, é preciso retornar a atenção para o que estava fazendo sendo feito anteriormente e relembrar o ponto em que parou. Isso é desperdício de tempo e de energia.

Por essa razão, toda a metodologia do RQX é feita com um passo de cada vez, construindo aos poucos, das tarefas simples às mais complexas, formando os chamados hábitos angulares.

O que são hábitos angulares e a regra 80/20

Os hábitos angulares são responsáveis por gerar vários outros hábitos em nossa vida. O exercício físico é um exemplo de hábito angular. Assim que você começa a se exercitar, começa a cuidar de vários outros hábitos em sua vida, para que se mantenha bem e saudável, comendo melhor e cuidando mais do corpo e da mente. Comprovou-se com estudos na área da neurociência que pessoas que se exercitam gastam menos dinheiro, economizam mais, são mais produtivas em todas as tarefas do dia e não se autossabotam.

Quando você não se doa 100% a alguma coisa, sente-se culpada e é como se não merecesse receber coisas boas. Ao longo do dia, você se coloca em situações de autossabotagem, sem ao menos se dar conta.

Regra 80/20

Na regra 80/20, eu ensino a você que não é preciso seguir 100% de tudo. A gente não consegue e nem quer ser perfeito o tempo todo. Mas quer ser o mais excelente possível. O perfeccionista é inflexível, não se adapta aos novos planos e tem mais chances de fracassar. O excelente é superadaptável e não vê problema em sair da regra quando for necessário. Ele sabe que o grande problema não está na exceção, e sim no comportamento ruim praticado no cotidiano.

A regra 80/20 propõe que, em 80% da sua semana, você tenha atitudes coerentes com uma vida mais saudável, uma alimentação boa, treinos e mentalidade. Já nos outros 20% restantes, você pode literalmente "chutar o balde" da maneira que quiser. Você não vai perder os resultados de uma semana inteira por comer uma pizza no domingo, porque terá o resto da semana para continuar com seu estilo de vida, com os bons hábitos e resultados eficazes e realmente duradouros.

Portanto, a melhor forma de conquistar bons hábitos, o Corpo dos Sonhos e um estilo de vida extraordinário sem sacrifício de forma definitiva é adquirindo um hábito de cada vez, adquirir hábitos angulares e seguir a regra 80/20.

Vamos testar o seu conhecimento?*

Qual opção representa a melhor maneira de adquirir um novo hábito?

a. Adquirir um novo hábito de cada vez, adquirir hábitos angulares e seguir a regra 80/20.
b. Adquirir vários novos hábitos ao mesmo tempo e fazer tudo 100% perfeito.

* Resposta correta: a.

DIA 2

Aprenda a usar o melhor remédio para aliviar tensão e dores nas costas e na região cervical

» TAREFA 1 »

A automassagem e o relaxamento muscular são essenciais para você ter melhores resultados com os treinos. Quando os músculos têm contraturas, eles não funcionam direito. Logo, duas coisas acontecem: dores no corpo, com ou sem treino, e resultados de exercício muito abaixo do esperado.

Então, essa técnica é o grande segredo para prevenir lesões, aliviar dores musculares e potencializar os resultados dos treinos, definindo muito mais o abdômen, os glúteos e as pernas.

Por que tudo isso acontece? Maus hábitos posturais, movimentos incorretos e até estresse emocional e físico prejudicam e alteram toda a fáscia muscular.

Quando ela fica alterada, prejudica toda a função do músculo, fazendo pressão e tensão excessivas sobre músculos e nervos. O corpo tende a se defender dessa pressão, formando nódulos, os chamados pontos-gatilho, onde se acumulam toxinas que prejudicam o bom funcionamento do corpo inteiro. Eles alteram a coordenação, a flexibilidade e a força muscular, contribuindo para o aparecimento de lesões, dores e compensações. Com isso a postura fica cada vez pior e assim sucessivamente.

Geralmente, eu indico fazer a liberação antes e depois do treino. Para fazer com que os músculos se aliviem da tensão, esses nódulos se desfaçam e ganhem mais flexibilidade nas articulações. Isso favorece um melhor movimento e uma melhor execução dos treinos, com resultados mais eficazes e rápidos.

Já no pós-treino, a liberação também é bem-vinda, já que ajuda a deixar você mais relaxada. É normal sentir um pouco de dor ao fazer a liberação. Essa pressão que você sente nos músculos é uma dor boa, ela alivia a contratura, desfazendo pontos de tensão, estimulando a oxigenação e a irrigação sanguínea, retirando as toxinas da fáscia muscular. Então, é normal sentir uma dorzinha, mas pode ter certeza de que você terá um grande alívio ao acabar.

O que eu posso usar para fazer a liberação miofascial?

Algumas coisas que podem ser usadas, como bolinhas de tênis, bola de beisebol, rolo de macarrão e o rolo de liberação miofascial – um rolinho de espuma que você pode comprar pela internet e, se pesquisar, encontra por preços superacessíveis.

Você sente dores musculares, tensão na região cervical ou dores nas costas?
( ) Sim.
( ) Não.

>> TAREFA 2 >>

Após os primeiros treinos, é bem provável que você sinta dores musculares, principalmente nas pernas. Geralmente, elas acontecem de 24 a 48 horas após o treino. Fique tranquila! Você não se machucou! A mesma técnica que você usará para aliviar tensões será a que vai aliviar dores musculares pós-treino.

Como fazer

Pelo aplicativo, você pode realizar a aula de liberação miofascial de apenas 8 minutos em vídeo junto comigo. Ela pode te ajudar a aliviar a tensão e as dores musculares. Vamos lá?

Acessar a aula "Liberação miofascial" no aplicativo.

Antes de fazer a aula, responda abaixo:

Como está a dor muscular?

Sendo 0 nada de dor e 10 muita dor.
Dê uma nota de 0 a 10 para a sua dor muscular ANTES de fazer a aula de liberação miofascial: _____.
Dê uma nota de 0 a 10 para a sua dor muscular APÓS fazer a aula de liberação miofascial: _____.

>> TAREFA 3 >>

Treino

Segundo dia de treino.
Sua tarefa é realizar o treino Iniciante 1 novamente.
Ele será realizado quatro vezes nesta semana.
Você poderá realizar o treino com o aplicativo RQX System do Google Play ou da Apple Store.

>> TAREFA 4 >>

Alimentação

Comer menos e fazer mais exercícios. Mentira!

Sabe aquela velha história de comer menos e gastar mais? De que você deve comer como passarinho e fazer MUITO exercício para conseguir resultados? Não é por aí o negócio!

As calorias não são todas iguais!

Balanço calórico é importante, sim. Mas tão ou mais importante que buscar o balanço calórico é entender que não é apenas a quantidade de calorias que dita quanta gordura você pode reduzir ou ganhar.

Por isso, é fundamental entender o papel de cada macronutriente – proteína, carboidrato e gordura – no organismo. Descubra como cada macronutriente age no organismo. Será que todas as calorias são iguais?

A primeira Lei da Termodinâmica, a chamada Lei da Conservação de Energia, é considerada a grande razão pela qual uma pessoa engorda. Essa lei diz que a energia não é criada nem destruída, apenas transformada.

Em nutrição, o que chamamos de caloria é, na verdade, uma quilocaloria, 1.000 calorias ou 1 kcal, mas chamaremos de caloria para manter o uso popular. Mas o que são calorias? A quantidade de calorias presente em um alimento corresponde à quantidade de energia contida naquele alimento. Uma caloria é uma unidade de medida de energia.

Sim, uma caloria é uma caloria, mas será que o corpo responde a todas as calorias da mesma forma? A resposta é não! A resposta é que, aqui, o que importa é a origem da caloria. A caloria pode ser proveniente de carboidrato (açúcares ou glicose), proteína ou gordura, e o importante é saber que o corpo metaboliza cada um desses três macronutrientes de modo diferente.

Na verdade, o que importa é a quantidade de glicose que cada um desses nutrientes vai liberar no sangue. De forma genérica, o que vai liberar o excesso de glicose na corrente sanguínea e fazer com que a gordura se acumule são os açúcares, que vêm dos carboidratos, e não das gorduras.

Aqui, então, começa a explicação de causa e efeito: cada tipo de macronutriente gera uma resposta diferente no corpo, e é utilizado para fins específicos em nosso organismo. Cem quilocalorias de carne (proteína), de gordura ou de carboidrato produzem respostas diferentes.

Qual a solução? Ingerir menos calorias e fazer mais exercícios para gastar mais calorias? Isso pode até funcionar, mas, depois, o organismo estará fadado ao fracasso. Passar fome vai levar ao emagrecimento, mas apenas por algum tempo. A tendência do corpo é sempre voltar ao normal e, no meio disso, sua saúde ainda ficará muito debilitada.

O que eu posso indicar aqui é que a melhor forma de se alimentar nesse momento será o modo que lhe será considerado bom para o resto da vida, e não apenas para um período. As dietas da moda sempre servem para apenas um período, pois ninguém consegue mantê-las por muito tempo. Daí o peso volta e gera uma frustração tremenda. Escolha um estilo de vida que você seja capaz de manter para sempre!

Escolhendo boas calorias

Afinal, 100 kcal de açúcar, farinha, carne, manteiga ou alface são a mesma coisa? Não, não são, pois as 100 kcal de açúcar e de farinha provocam mais aumento de peso, já que o açúcar e os carboidratos são o que vão fazer a gordura se acumular.

A vida contando calorias não é exatamente confortável, e raramente possível; essa teoria está ultrapassada. Às vezes, ingerimos 100 kcal que podem ser extremamente benéficas para o corpo, outras vezes, podemos ingerir uma refeição contendo as mesmas 100 kcal, mas todas elas vão acabar virando gordura. Existem 100 kcal que não geram gordura corporal e outras que geram.

O segredo está na fonte da caloria – se vem de carboidrato, proteína ou mesmo de gordura, pois cada um desses macronutrientes possui uma carga glicêmica diferente. No fim das contas, quando se faz exercício e se alimenta bem, não importa muito o quanto se come. Comendo os alimentos certos, evitando os exageros, é possível ter ótimos resultados e viver bem.

Não existe uma única causa para o acúmulo de gordura. Ele é fruto de uma alimentação altamente inflamatória (consumo de alimentos industrializados, excesso de conservantes, colorantes, excesso de sódio, entre outros) e do excesso de carboidratos.

Em primeira instância, pode-se generalizar que o acúmulo de gordura corporal é causado pelo excesso de carboidratos na alimentação.

Se você busca definição muscular, ou seja, quer reduzir a gordura corporal e aumentar a massa muscular e come 2.000 kcal de carboidrato por dia, dificilmente vai atingir seu objetivo. Mas, se comer 2.000 kcal com foco em proteínas e gorduras boas, certamente atingirá seu objetivo.

Mais importante que contar calorias é saber de qual macronutriente elas vêm: proteína, carboidrato ou gordura. Lembre-se de que o que leva ao acúmulo de gordura corporal é o consumo excessivo de carboidratos, que eleva a glicose sanguínea, liberando o hormônio chamado insulina.

Então priorize a ingestão de proteínas e gorduras saudáveis, pois são elas as principais responsáveis por esses resultados.

> Responda a opção correta sobre balanço calórico*
> a. Para o ganho de massa muscular e definição, o que importa é comer menos calorias e gastar mais fazendo exercício. Não importa se as calorias vêm de proteínas, carboidratos ou gorduras.
> b. Para o ganho de massa muscular e definição do corpo, mais importante que contar calorias, é saber de qual macronutriente ela é proveniente (proteína, carboidrato ou gordura). O ideal é priorizar proteínas e gorduras saudáveis.

---

* Resposta correta: b.

DIA 3

>> TAREFA 1 >>

Mentalidade

O RQX System é uma família! Conhecer a história de outras alunas, suas dificuldades, suas rotinas e suas conquistas é uma grande inspiração para que você siga adiante. Pode ser que alguma parte da história delas ajude na sua caminhada pela busca do corpo dos sonhos.

Depoimento – Michele Sales (–13 kg em 12 semanas)

Olá, meninas! Meu nome é Michele, tenho 35 anos e venho falar sobre um programa maravilhoso que se chama Barriga de Sonho. Antes de conhecer esse programa, eu sofri muito. Tentei perder peso, gastei muito dinheiro com academia, dietas milagrosas e até mesmo com medicamentos. Mas, no fundo, a gente sabe que a nossa luta é interna.

Hoje, eu posso falar para vocês que estou muito realizada, pois encontrei um programa que atende às minhas necessidades. Agora, sou uma pessoa muito mais feliz com os exercícios, sem passar fome e experimentando comidas maravilhosas. Engana-se quem pensa que passamos fome ao mudar nossos hábitos. Com as escolhas certas, tudo fica mais saboroso. Então, eu conquistei não só uma barriga dos sonhos como um corpo dos sonhos. É inexplicavelmente maravilhoso! Depois de tantas tentativas frustradas, eu finalmente cheguei aonde eu queria.

Completo, hoje, três meses de BDS e estou pesando exatos 74 quilos e 300 gramas. Quando iniciei os treinos, estava pesando 87 quilos. Foi o meu melhor investimento até hoje. Em pouco tempo, eu tive resultados incríveis e quero conquistar ainda mais! Além de ter perdido peso, meninas, meus braços, coxas e abdômen estão bem mais definidos.

Todos ao meu redor já estão reparando e perguntando como estou conseguindo tanto e em tão pouco tempo. Já percebo alguns músculos aparentes e meus colegas de trabalho também andam me elogiando bastante. Eu recomendo que vocês se deem a oportunidade de experimentar tudo isso, é muito gratificante. Receber elogios, ser reparada e tornar-se inspiração por familiares e amigos não tem preço.

Não me arrependo nem largo o Barriga de Sonho por nada, visse! E todos os próximos que lançarem eu vou adquirir. Se, até agora, vocês já tentaram de tudo, estão frustradas e tristes como eu estava, apenas deem o primeiro passo. Com esse programa, eu consegui minha felicidade completa e desejo que vocês também encontrem essa mesma felicidade em se amar novamente. Com foco e disciplina. Vocês não irão se arrepender. Cheiro, meninas!

De 0 a 10, quão inspirada você ficou ao ver a conquista da aluna?
Sendo 0 nada inspirada e 10 muito inspirada: ___.

>> TAREFA >>

Exercício

Terceiro dia de treino.
Sua tarefa é realizar o treino Iniciante 1 novamente.
Ele será realizado 4 vezes esta semana.
Lembre-se de que você vai realizar o treino junto comigo acompanhando o vídeo.

Parabéns por mais essa conquista! Estimule outras pessoas a darem seu primeiro passo, postando uma foto suada após o treino nos Stories e me marcando @raquelquartiero com a hashtag #BarrigaDeSonho #Semana1. Não é obrigatório, mas você pode ajudar muitas pessoas!

Parabéns! Treino feito e alma lavada!

DIA 4

>> TAREFA 1 >>

O RQX System é baseado em três pilares que vão levá-la ao Corpo dos Sonhos. No pilar mentalidade, o primeiro passo é conhecer quais são os grandes sabotadores que a impedem de alcançar os resultados que deseja. Saiba exatamente como blindar sua mente para as armadilhas do dia a dia.

Como exterminar a autossabotagem

O que é autossabotagem? Sabotar é o ato de fazer algo dar errado. A sabotagem pode ser feita com intenção ou sem intenção. Em outras palavras, pode ser um ato consciente ou inconsciente. Você pode saber que está fazendo algo dar errado ou simplesmente não perceber.

Autossabotagem é praticar a sabotagem contra si. É fazer algo dar errado quando queria que desse certo, consciente ou inconscientemente.

Uma das funções do nosso cérebro é economizar energia, é por isso que acaba sendo tão natural para o ser humano adiar as coisas, procrastinar, pois é também uma maneira de se poupar.

A autossabotagem é um processo um pouco parecido, porém, nesse caso, em vez de poupar energia, ela suga sua energia e elimina sua disposição, de maneira consciente ou inconsciente.

Às vezes, o simples fato de você se sentir incapaz de conquistar algo ou até mesmo de você, no fundo, pensar que não merece conquistar uma barriga tanquinho, pode eliminar sua capacidade de agir e sair da inércia.

Existem centenas de estudos que explicam como a autossabotagem funciona. A neurociência explica em detalhes como nosso cérebro funciona. Porém, este livro não é um tratado de neurofisiologia e eu quero deixar tudo o mais simples possível para você entender e principalmente colocar em prática.

Ao longo do tempo e acompanhando minhas alunas, eu identifiquei quatro principais padrões de autossabotagem. Cada uma com um tipo de pensamento, sentimento e comportamento diferente.

Esses padrões são como vilões que são frutos do nosso inconsciente agindo sem o consciente intervir. Nessa busca por identificar os momentos em que acontece a autossabotagem, deparamos com alguns padrões que influenciam nossas ações e que podem atrapalhar nosso processo de emagrecimento.

Após identificá-los, personifiquei cada um deles, dando nomes de vilões, tal qual numa ficção. Dessa forma, você vai saber quando eles se aproximarem. E o melhor, você vai saber como vencer cada um deles.

A Feiticeira Prokrastina

A Feiticeira Prokrastina é aquela que empurra tudo com a barriga. Deixa tudo para depois, causando um sofrimento interno. Você quer dar o primeiro passo, mas não consegue. Aquela voz diz "Agora não, deixa para depois". Ela faz isso com a boa intenção de economizar energia do cérebro. E porque nosso cérebro de sobrevivência quer algo prazeroso, que gaste pouca energia e que seja mensurável agora. Ou seja, prazer agora, e não esforço agora! Lembre-se de que a Prokrastina não sabe ver o benefício ao longo do tempo.

A melhor maneira de agir e impedir a Feiticeira Prokrastina é visualizar sempre o benefício que você busca, como se já tivesse alcançado. Sentir o prazer agora na realidade criada dentro da sua mente. Trazer para o presente momento o resultado que você deseja. Isso vai liberar uma série de hormônios e neurotransmissores que facilitam o prazer imediato que o cérebro busca, ou seja, que a feiticeira Prokrastina busca.

Para encontrar mais prazer para iniciar o treino, por exemplo, imagine o resultado que você quer atingir, como se já o tivesse alcançado. Você pode colocar uma foto de quem inspira saúde e estilo de vida em um lugar que fique à vista. Capa de celular, plano de fundo, porta da geladeira etc. Ou, ainda, construir uma imagem mental de si mesma em sua versão ideal. Com isso, você sempre se lembrará de onde quer chegar e dará o prazer imediato que a Prokrastina tanto quer.

Cavaleiro da Perfeição

O Cavaleiro da Perfeição é aquela voz que fica na sua cabeça dizendo que você não é capaz. Além de crítico e destrutivo, ele a humilha e faz você se sentir péssima, como se nunca fosse boa o suficiente para evoluir.

O Cavaleiro da Perfeição mostra o tempo todo sua melhor versão. Como é o seu melhor lado. Onde você deseja estar. Se ele mostra a sua melhor versão como se você já fosse, significa que você é perfeita. Por essa razão, ele diz que tudo que você fizer tem que ser perfeito. Ele diz que tudo importa igualmente. Que tudo, absolutamente tudo, deve ser perfeito para que dê resultado. Ele vive num mundo ideal onde não existem imprevistos nem dificuldades. Ele é assim porque é mais fácil seguir algo que não muda do que algo que muda constantemente. O cérebro precisa se esforçar para replanejar algo. Ele não gosta de imprevistos. O Cavaleiro da Perfeição vê seu estado desejado, sua melhor versão. Mas não percebe que existe um caminho a percorrer para chegar lá. E por essa razão, ele a critica quando você não é perfeita como ele visualizou. Mas o resultado é que ele com que você se sinta uma fracassada.

Ele também diz: "Para você conseguir um corpo bonito, tem que malhar muitas horas, nem comece!"; "Ah, para você ter uma alimentação balanceada, tem que comer tudo perfeito, então nem comece!".

Qual a melhor forma de lidar com ele?

Primeiro, é entendendo a intenção positiva dele. Ele a critica assim porque já visualiza diretamente o resultado. E você ainda não está lá. Como se você já fosse aquela pessoa na sua melhor versão. Mas ele não entende que, para chegar na versão ideal, não há um salto quântico. Uma pessoa só corre depois de ter aprendido a engatinhar e caminhar, não é verdade? A parte positiva disso é que você precisa realmente visualizar o estado desejado. Por exemplo, visualizar o corpo ideal, a alimentação ideal, a boa rotina de uma vida feliz. Mas o Cavaleiro da Perfeição quer você agora lá! O que é impossível, pois isso é uma construção, um passo de cada vez, até você se tornar sua melhor versão. Quando ele atacar, você responde a ele: "Sei que você quer o melhor para mim, busca o tempo todo minha melhor versão e uma rotina extraordinária. Sem você eu não visualizaria minha melhor versão, obrigada! Mas lembre-se de que não existe ainda um chip que nos torne nossa melhor versão do dia para a noite. Estou fazendo o que é real para chegar lá. Só não erra quem não tenta. Como uma criança que está aprendendo a caminhar, eu aprendo, com tropeços e passos tortos, o jeito de fazer melhor da próxima vez. Já estou construindo esse caminho, estou no processo."

O Mister Tentação

O Mister Tentação quer o prazer imediato da comida. Ele a faz comer por compulsão, a deixa extremamente ansiosa, você perde todo o controle sobre a sua vontade. Está tudo bem comer com prazer sempre. Vou abordar esse assunto numa próxima tarefa. Mas o Mister Tentação a joga para alimentos viciantes e engordativos. Ele a faz achar que você merece aquele prazer imediato de comer algo extremamente saboroso por ter se esforçado demais. Recompensando tudo o que acontece com a comida, ao mesmo tempo em que diz que você é fraca e não controla seu próprio corpo. Ele a deixa cega. Você não consegue raciocinar no momento em que ele está falando contigo. Quase uma hipnose. Você não consegue sair e olhar o futuro: como você se sentirá logo depois, quais as consequências desse descontrole?

Uma coisa que desperta o Mister Tentação é o açúcar, porque vicia oito vezes mais que a cocaína. Então, depois de consumir um pouco de açúcar, ele age exatamente como uma droga no cérebro. Você perde o controle sobre si, não é mais você decidindo.

Ferramentas para combater o Mister Tentação

1 – Dizer a ele: "Tá bom, eu vou te dar a pizza, o doce etc. Mas, antes de te dar isso, vou comer a proteína, a gordura, a salada, as fibras. Só depois vou consumir". Ele também te diz que você pode comer só agora e depois nunca mais vai comer.

A tendência, após fazer isso, é que você não queira mais consumir a comida gordurosa e viciante. Se, ainda assim, você quiser comer, a quantidade será bem menor do que antes. Porque, ao consumir os alimentos certos, você já gerou saciedade, já alimentou o centro de prazer e faz o Mister Tentação perder a força.

Você vai aprender muitas receitas fit deliciosas, que te permitem comer com prazer o tempo todo.

2 - A outra grande sacada é praticar treinos curtos e de alta intensidade. Eles liberam hormônios cujo resultado é ter menos fome, pois ajudam a aumentar a sensação de saciedade, diminuindo a compulsão alimentar e liberando vários neurotransmissores ao nosso organismo.

3 - Quando o Mister Tentação disser que você errou na alimentação, que você não está fazendo nada direito, lembre-se da regra 80/20. Essa ideia vem do Princípio de Pareto, que diz que nem tudo importa igualmente. Nem tudo precisa ser perfeito para que traga o melhor resultado. Pareto diz que você precisa se concentrar apenas no que é realmente impactante para ter os resultados desejados.

Essa regra diz que 20% do que você faz é responsável por 80% dos resultados. Portanto, não é necessário perfeição imediata, e sim o progresso imediato nos fatores que realmente fazem diferença. Essa questão leva à pergunta que você sempre deve fazer a si: "o que mais impacta nos resultados que busco?".

Por exemplo, sabemos que, para atingir o corpo desejado, é importante comer grande parte do tempo de maneira saudável. Mas, se você quiser fazer exceções e não o comer o tempo todo de modo saudável, você ainda pode alcançar seu objetivo. Obviamente, desde que comer de maneira não saudável seja a exceção, e não a regra, não é verdade?

Muitas pessoas dizem: "ao começar a vida saudável, tenho que comer perfeito nos dias de semana e posso abrir exceções apenas nos fins de semana". Mas será que é isso que faz com que se tenha resultados? São os dias da semana que determinam se você emagrece ou não? Ou o que determina o resultado de emagrecimento é o que você come mais frequentemente? Independentemente de ser segunda, terça ou domingo? Na realidade, não importa em qual dia você abrirá exceção para comer aquela pizza, sobremesa ou beber aquele vinho ou cerveja do seu gosto. O que importa é que, como regra, durante 80% da sua semana você coma de maneira saudável! E nos outros 20% você come do jeito que preferir!

Depois dessa explicação, não parece óbvio que não faz o menor sentido pensar que, se você comeu uma pizza na segunda à noite, você colocou a perder toda a semana?

Lembre-se: o que traz maior impacto para que você consiga o resultado do corpo dos sonhos é ter uma alimentação saudável e de preferência com prazer durante 80% da semana. Nos outros 20%, você pode comer como deseja.

O Matador de Sonhos

O Matador de Sonhos, ou Dream Killer, acaba com os seus sonhos e, muitas vezes, atua junto com o Cavaleiro da Perfeição.

Ele aparece frente às primeiras dificuldades. E elas SEMPRE surgem!

Ele diz: "você não consegue. Esquece esse sonho de ser feliz, ser saudável, ter um corpo dos sonhos. Não é para você".

Lembra que nosso inconsciente é péssimo em fazer planos? É uma tarefa que precisa ser levada para o neocórtex, para a nossa parte consciente. Como o Matador de Sonhos não sabe planejar, replanejar, ser resiliente e flexível, ele faz isso com a boa intenção de te proteger. Ele vive apenas o aqui e o agora. Ele não sabe de onde você partiu e nem sabe para onde você vai. Ele só sabe que não quer fazer esforço agora. Por isso, te diz: "não faça isso! Você não faz nada direito! Só me cansa! Gasta muito energia para nada! Não vai te levar a lugar algum".

As ferramentas para combater o Matador de Sonhos

A primeira estratégia para combater o Matador de Sonhos é lembrar que, para progredir, é necessário flexibilizar e replanejar sempre que necessário. Se estiver dentro da cota de fazer 80% da sua semana certinho, não terá grandes problemas.

A segunda estratégia para combatê-lo e silenciá-lo é perceber seu progresso e olhar para o futuro. Para onde você deseja chegar. A maior parte das pessoas esquece os bons resultados que está tendo e desvia a atenção, focando no que está incomodando, e não no que está progredindo. Por exemplo, focar a barriga que ainda não está chapada e se esquecer do braço, que está com menos flacidez como resultado da alimentação e dos treinos corretos. Um dos nossos erros é focar o que ainda não deu certo e deixar de perceber tudo que deu certo. Obviamente, nós sempre queremos evoluir, mas isso não é sinônimo de que nada está bom.

Qual foi a dica mais importante que, se você colocar em prática, pode ajudá-la a lidar melhor com a autossabotagem?

_____

›› TAREFA 2 ››

Iniciante 1

Quarto dia de treino.

Sua tarefa é realizar o treino Iniciante 1 novamente.

Esta é a quarta vez que ele está sendo realizado nesta semana. Lembre-se de que você vai realizar o treino junto comigo com o uso do aplicativo ou lendo as instruções descritas anteriormente.

Esta foi a primeira semana de treino. Você repetiu 4 vezes o treino iniciante 1. É provável que você tenha sentido que o primeiro dia foi mais difícil, afinal, foi tudo novo. Ao finalizar o quarto dia de treino, é provável que tenha sido mais fácil, pois você já estava dominando os exercícios, já se acostumou com a intensidade do treino. Perceber sua evolução é fundamental! Então, quero que você responda com toda a sinceridade qual nota dá para o treino no primeiro dia em termos de desafio e dificuldade e no quarto dia de treino.

De 0 a 10, quão desafiador foi realizar o treino?

Sendo 0 muito fácil e 10 muito difícil.

De 0 a 10, no primeiro dia de treino: _____.

De 0 a 10, no quarto dia de treino: _____.

DIA 5

>> TAREFA 1 >>

Escolha uma refeição para comer como quiser e sem restrições! Lembre-se de que, se você segue a regra 80/20, não vai ser uma refeição que vai prejudicar seu plano. Aproveite sem culpa!

Mesmo sabendo que não precisa sentir culpa ao comer uma refeição não tão saudável, você comeu essa refeição liberada e sentiu culpa?
( ) Sim.
( ) Não.

SEMANA 2

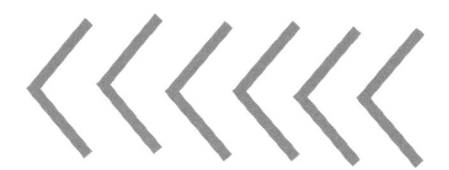

Se você pode sonhar, você pode fazer. (Walt Disney)

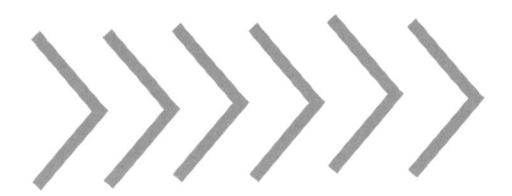

DIA 1

Conheça o vilão Cavaleiro da Perfeição e extermine-o!

>> TAREFA 1 >>

O vilão que vou te apresentar é o Cavaleiro da Perfeição. A apresentação desse vilão é uma forma lúdica e fácil de entender o tema. Ele se forma na nossa mente ainda na infância. Em algumas pessoas, mais tarde; em outras, menos. Não tenho a pretensão de abordar temas da mente como um psicólogo ou psiquiatra, citar mil referências sobre as teorias de formação de crenças limitantes, crenças fortalecedoras e autoestima. Vou abordar tudo de forma simplificada. Nossa autoestima é formada por três pilares, crenças a respeito do que somos, do que fazemos e do que merecemos. Ou seja, quem você é, qual é a sua capacidade e o que você merece.

Quando nascemos, somos como um disco rígido virgem, e nele será adicionada a formatação já existente dos nossos pais. Com isso, vêm os valores e os costumes herdados dos pais deles e de parentes próximos, tornando algo repetitivo, tudo que eles viveram por forte impacto emocional (viu, ouviu e sentiu). Por exemplo, você diz:

> O que você é → "Eu não sou boa".
> O que você tem → "Eu não tenho o suficiente e nunca vou ter".
> O que você faz → "Eu não consigo fazer isso".

O Cavaleiro da Perfeição aparece em abusos e negligências cometidos durante a infância a respeito da nossa crença de capacidade. Ele é aquela voz que fica na sua cabeça, dizendo:

"Você não é boa o suficiente!"
"Você começou algo de novo e não terminou."
"Você não vai conseguir."
"Você caiu de novo na compulsão."
"Você é uma fraca mesmo!"
"Se não é pra fazer direito, nem comece!"

Nossa mente acha que ele é bonzinho, porque ele sempre mostra o jeito certo de fazer as coisas. Mas, não, ele é um vilão inflexível. Uma coisa é você querer fazer coisas excelentes e que tragam resultados, outra coisa é estar sempre querendo a perfeição. Ela não existe.

O Cavaleiro da Perfeição desconhece o que são prioridades e dá igual importância a tudo. E ele não entende que imaginar sua melhor versão não quer dizer que agora você já é ela. Existe um caminho progressivo, um passo a passo para chegar lá.

Esse crítico está sempre presente na nossa rotina. Você já o identificou no dia a dia? Você escuta essa voz e acredita nela? Eu quero te dar uma missão essa semana: conte quantas vezes ao dia você escuta essa voz.

Você ainda não vai enfrentá-lo, pois, antes de enfrentar, é preciso saber identificar. Então, procure descobrir quando ele está falando com você e o que ele está dizendo. Se você faz parte do grupo Alunas VIP, compartilhe isso nas redes, na comunidade de alunas, por exemplo. O próximo passo será enfrentá-lo.

Você conheceu as artimanhas do vilão Cavaleiro da Perfeição. Ele já te atacou?
( ) Sim.
( ) Não.
( ) Não sei.

>> TAREFA 2 >>

Entramos na segunda semana de treino.

Se você deseja fazer treinos diferentes a cada semana, você precisa optar por se tornar assinante do aplicativo RQX System e fará o treino Iniciante 2 durante essa semana. Para se tornar aluna basta clicar dentro do Aplicativo em "Assinar".

Caso queira continuar com o treino iniciante 1 até o fim do Programa, você pode seguir utilizando o mesmo treino.

> Raquel, e se eu quiser optar em ser sua aluna no aplicativo daqui a algumas semanas?
> Você pode fazer a assinatura e ter acesso online à equipe de suporte quando desejar.

Como sua professora, minha recomendação é que você faça a assinatura, faça o teste de 15 dias e depois decida se realmente deseja continuar com o acesso a todos os programas. Caso você se arrependa da compra, basta pedir reembolso no prazo de 15 dias após a data da compra que você receberá todo dinheiro de volta.

Ao realizar o programa Barriga de Sonho completo, você terá maior diversidade de treinos, incrementará a intensidade gradualmente e a complexidade dos treinos semanalmente. Se você é do tipo de pessoa que adora variações e desafios, este é o modelo ideal para você.

DIA 2

>> TAREFA 1 >>

O vilão Cavaleiro da Perfeição atacou hoje? Se você se tornou minha aluna do Programa Barriga De Sonho, você também tem acesso à comunidade Alunas VIP. Se já for minha aluna, compartilhe, se quiser, na comunidade das alunas no Facebook, se você conseguiu perceber quando foi atacada e qual frase ele te falou, pois vai ajudar outras pessoas a também combaterem seus vilões! Use a hashtag #CavaleiroDaPerfeição.

Qual frase ele te falou?

_____

>> TAREFA 2 >>

Iniciante 1

Vamos fazer o treino Iniciante 1.

Caso tenha adquirido o programa completo, realize o treino Iniciante 2.

Caso não tenha adquirido o programa completo, realize o treino Iniciante 1.

Lembre-se de que cumprir as três regras do treino é crucial para que você tenha resultado: sentir a "dor boa" (musculatura arder), ter uma boa execução e intensidade (sentir coração acelerado). Em primeiro lugar, sempre realize uma boa execução dos exercícios, pois são eles que garantem que você não se lesione e ainda possa ter mais resultados.

De 0 a 10, quão comprometida você está em seguir as minhas recomendações para realizar uma boa execução dos movimentos durante os treinos?
Sendo 0 nada comprometida e 10 muito comprometida: _____.

»» TAREFA 3 »»

O quão comprometida você está para iniciar a desintoxicação do seu corpo com a dieta detox?
Sendo 0 nada comprometida e 10 muito comprometida: ____.

A tarefa será providenciar os itens necessários para o Detox de Emergência e entender a importância dessa limpeza para o organismo.

Detox de Emergência – até 2 kg em 2 dias

Com o cardápio Detox de Emergência, você vai desintoxicar o seu organismo, perder peso, reduzir gordura e eliminar retenção líquida. Os alimentos detox foram escolhidos estrategicamente para que esse cardápio proporcione uma desintoxicação acelerada e certeira. Este cardápio de 2 dias que utilizo age como potente catalisador da eliminação de toxinas e fornece ao organismo muitos nutrientes, ativando o metabolismo:

- Auxilia no funcionamento intestinal.
- É antioxidante (fonte de vitaminas e minerais).
- É detoxificante (elimina toxinas).
- É anti-inflamatório.
- Fortalece o sistema imunológico.
- É termogênico (acelera o metabolismo).
- Contribui para melhorar a saúde.

- Reduz a retenção líquida e promove a queima de gordura.

Descubra porque o cardápio funciona

Se seu corpo recebe alimentos que o intoxicam, não recebe os nutrientes que necessita para um ótimo funcionamento, ele não terá condições de lidar bem com o estresse oxidativo (estado que o nosso corpo fica quando os níveis de antioxidantes não são altos o suficiente para compensar os efeitos nocivos dos radicais livres) e sofrerá desequilíbrio hormonal. Esse cardápio evita alimentos e substâncias que intoxicam e inflamam o organismo, bloqueando a queima de gordura e o ganho de massa muscular como:
- Excesso carboidratos refinados, intolerâncias alimentares e alergias.
- Disruptores endócrinos.
- Metais pesados.
- Excesso de Ômega 6.
- Abuso de álcool.
- Excesso de soja.
- Excesso de glúten.
- Excesso de corantes.
- Excesso de leite de vaca e agrotóxicos.
- Excesso de sódio.
- Edulcorantes.

Outras substâncias que também geram muitos problemas:
- Anticoncepcional.
- Disbiose intestinal (desequilíbrio da flora intestinal).
- Estresse elevado - Fadiga adrenal.

Esse cardápio PREFERE alimentos e substâncias que desintoxicam e trazem ótimo funcionamento do organismo e como

consequência desbloqueiam a queima de gordura e aceleram o metabolismo como:
- Antioxidantes.
- Preferir orgânicos.
- Priorizar alimentos baixa carga glicêmica.
- Gorduras boas.
- Bons níveis de Ômega 3.
- Preferir ingerir alimentos e bebidas alcalinos.
- Ter microbiota intestinal saudável.
- Proteínas.

Segue abaixo uma receita de suco detox de emergência bem interessante para ser utilizada pela manhã. Para as demais receitas e itens necessários, acesse pelo aplicativo o Cardápio Detox e conheça os lanches e refeições para desintoxicar definitivamente o seu organismo.

DESJEJUM SUCO DETOX – LIMÃO COM COUVE

Ingredientes:
200 ml de água
1 limão siciliano e 1 limão tahiti
3 rodelas de abacaxi
Gengibre à gosto em cubos pequenos
1 folha de couve (pré-cozida)

Observações:
Procure bater bem no liquidificador para não precisar coar. Só coe se for realmente necessário. Você pode adoçá-lo com com stévia ou Xilitol (opcional) e adicionar uma dose do suplemento Greentox (opcional).

A couve deve ser pré-cozida, pois tem uma substância que quando crua e consumida frequentemente pode provocar hipotireoidismo, além de prejudicar sua digestão.

DIA 3

>> TAREFA 1 >>

Estar conectada com pessoas que têm o mesmo objetivo que você facilita que você se mantenha focada e se sinta amparada. Por isso, te mostro histórias de sucesso.

Fique atenta, pois, após ler o depoimento da aluna, vou pedir para que você compartilhe comigo qual dica pegou da história dela que serviu para você ou que você simplesmente achou muito interessante.

Depoimento – Rubi Pérola (–15 kg em 8 meses)

Oi, meninas! A minha vida, antes do Barriga de Sonho, era um pesadelo. Eu só comia lixo. Como meus filhos estão em idade escolar, com 16 e 12 anos, sempre comia os restinhos dos lanches deles. Além disso, sempre descontei na comida minhas frustrações e problemas diários, que inclusive nunca foram poucos. Acredito que vocês também façam da comida um tipo de escape para as dificuldades do dia a dia.

Trabalho com educação infantil e por isso inicio meu dia supercedo: às sete da manhã. No meu ambiente de trabalho, também tem muitos aniversários com doces, bolos e todo tipo de gordices à disposição. Sempre tem uma festinha. Com isso, minhas noites de sono eram péssimas, pois sempre tive muitas dores nas costas, principalmente na região lombar. Era difícil encontrar uma posição confortável.

No começo, quando iniciei o Barriga de Sonho, tive muita dificuldade em sustentar meu próprio peso. Primeira coisa que pensei: "nunca vou conseguir. Isso é impossível!". Para completar, tive que fazer os treinos escondida no banheiro, pois o pai dos meus filhos ria de mim. Dentro da minha própria casa. Nosso relacionamento já estava péssimo. E eu continuava a descontar tudo isso na comida. Enfim, não tinha apoio de ninguém.

Ao final do BDS, eu já havia perdido 5 kg e conseguido recuperar boa parte da autoestima, que já quase não existia mais. Então, isso me motivou a seguir nos treinos e adquirir o Programa Premium, com novos desafios e novas motivações. Mesmo com um pouco de receio, fui aos poucos tendo mais confiança e adquiri ainda mais força e resistência corporal. Acumulando bons hábitos, tanto alimentares e de treino quanto mentais, fui aceitando cada novo desafio que surgia.

Após ter completado o Programa Premium, percebi que havia eliminado 10 kg. Ao todo, eliminei 15 kg em apenas 8 meses. Hoje, sou uma pessoa muito mais alegre, procuro não reclamar tanto da vida e sempre tento ver o lado positivo de tudo. Estou muito mais feliz com as minhas escolhas e a cada dia tentando evoluir mais. E, claro, aguardando os novos desafios que a Raquel vai nos propor!

Compartilhe comigo qual dica você pegou da história dela que sirva para você ou que simplesmente achou muito interessante.

_____
_____

>> TAREFA 2 >>

Iniciante 1

Vamos fazer o treino Iniciante 1.

Caso tenha adquirido o programa completo, realize o treino Iniciante 2.

Estamos na segunda semana do programa BDS. Neste momento, já é possível identificar algumas alterações positivas no seu bem-estar.

Uma delas é a qualidade do sono. Quando começamos uma rotina de treino e alimentação, nosso sono fica cada vez mais reparador. Você percebeu mudanças na qualidade do seu sono?

> De 0 a 10, no primeiro dia, como era seu sono antes de começar o programa: _____.
>
> De 0 a 10, como está seu sono hoje, após duas semanas de treino, com a mudança de hábitos alimentares e quebrando alguns paradigmas: _____.

DIA 4

>> TAREFA 1 >>

O vilão Cavaleiro da Perfeição atacou hoje? Qual frase ele te falou? Compartilhe, se quiser, na comunidade das alunas do Facebook se você conseguiu perceber quando foi atacada e qual frase ele te falou, pois vai ajudar outras pessoas a também combaterem seus vilões! Use as hashtags #BarrigaDeSonho #Semana2.

O vilão Cavaleiro da Perfeição atacou hoje? Qual frase ele te falou? _____.

>> TAREFA 2 >>

Iniciante 1

Vamos fazer o treino Iniciante 1

Caso tenha adquirido o programa completo, realizar o treino Iniciante 2.

Perceber sua evolução é fundamental!

De 0 a 10, quão desafiador foi realizar o treino?
Sendo 0 muito fácil e 10 muito difícil:_____.

DIA 5

Hoje é dia de regeneração e massagem!

>> TAREFA 1 >>

Vamos à aula de automassagem e liberação miofascial. Como já expliquei, ela vai ajudar a amenizar as dores musculares, a melhorar os resultados na busca do corpo dos sonhos e a trazer muito relaxamento. Acesse o aplicativo e lá estará a aula chamada "Liberação miofascial".

Seja honesta consigo mesma! Você fez a aula de liberação miofascial?
( ) Sim.
( ) Não.

>> TAREFA 2 >>

O desafio de alimentação da semana é realizar dois dias de desafio detox. Lembra-se que já te apresentei o cardápio e a lista de compras? Pois está na hora de colocar em prática.

O objetivo é desintoxicar o corpo, eliminar inflamações, que são resultado de alguns exageros na alimentação, que causam inchaço, retenção líquida e dificultam a redução de gordura e o ganho de massa muscular. Topa fazer o desafio? Então acesse o aplicativo, experimente o cardápio e me conte depois como foi!

Importante! Ele só pode ser feito por dois dias e, no máximo, uma vez ao mês!

Vou fazer os 2 dias do plano detox para acelerar meus resultados?

( ) Sim, quero saúde e ganhar todos os benefícios do detox.

( ) Não, não quero turbinar meus resultados.

SEMANA 3

<<<<<<

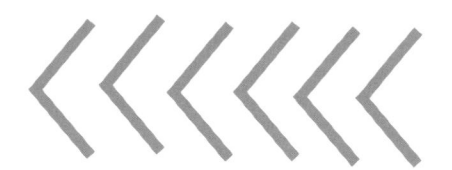

**Você é o resultado
de suas escolhas.**

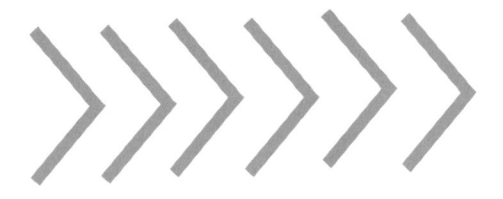

>>>>>>

DIA 1

Conheça o Mister Tentação e extermine-o!

» TAREFA 1 »

Como abordamos anteriormente, o Mister Tentação faz com que você coma por compulsão, a deixa extremamente ansiosa e faz você perder todo o controle sobre sua vontade. O que ele geralmente fala: "Só mais um pedacinho!"; "Vai ali e come tudo, vai ser só hoje".

Ao mesmo tempo que ele te faz achar que é muito forte, ele também faz você achar que merece aquilo, recompensando tudo o que acontece com comida.

Uma coisa que desperta o Mister Tentação é o açúcar, porque, segundo muitos estudos, ele exerce poder de dependência muito alto[*]. Então, depois de consumir um pouco de açúcar, ele age exatamente como uma droga no cérebro. Você pode acabar perdendo o controle sobre si, e exagerar.

Já sentiu que, na hora que você coloca algo muito doce na boca, dá uma euforia? É exatamente assim que um viciado se sente. Ele fica ansiando por aquilo. Quando consegue utilizar a droga, ele entra numa sensação de euforia e êxtase, desejando cada vez mais.

Você, mesmo sem perceber, fica cega após consumir açúcar. Metade da culpa e da responsabilidade não são mais suas

---

[*] HOGAN, Brianne. *O poder de dependência do açúcar*. Disponível em: <https://www.essentialnutrition.com.br/conteudos/acucar--viciante/>. Acesso em 18 dez. 2019.

de estar fraca diante das tentações. É muito importante você identificar esses sintomas e notar os ciclos.

Já percebeu que, ao sentir o cheiro de algum doce, você fica com vontade daquilo? Você acionou seu centro de prazer. Depois de consumir, você vai passar por alguns dias em que a necessidade do doce vai ficar atuando como um vício. Então, mesmo depois de dias, o efeito hipnotizador continua na sua cabeça. Quanto mais tempo você não usa diretamente o açúcar, mais imune fica aos efeitos dele.

Pode, sim, comer açúcar de vez em quando, sempre com bom senso.

A segunda coisa em que o hipnotizador do mal mais age é na fome emocional e fisiológica. Ele te diz que você está com fome de algum alimento específico, que você tem que comer aquela pizza, aquele bolo. Tudo que for engordativo e viciante. Qualquer alimento supre a fome fisiológica. Já a emocional, tem que ser algo específico, com que você procura sanar sua ansiedade, sem sucesso.

Você também pode estar sob o efeito viciante de um alimento que ativa o centro do prazer, procurando algo para se acalmar.

O Mister Tentação já te atacou?
( ) Sim.
( ) Não.
( ) Não sei.

>> TAREFA 2 >>

Intermediário 1

Realize o treino gratuito pelo aplicativo ou então o treino Intermediário 1, caso tenha adquirido o programa completo.

De 0 a 10, quão desafiador foi seu primeiro treino desta terceira semana?

Sendo 0 muito fácil e 10 muito difícil: _____.

›› TAREFA 3 ››

#DesafioProteína

O RQX System é baseado em três pilares, que vão levá-la ao Corpo dos Sonhos. No pilar nutrição, depois de desintoxicar seu organismo com a dieta detox, chegou a hora de conhecer os macronutrientes essenciais para sua alimentação saudável. Essa semana, vamos abordar a importância das proteínas na dieta. As proteínas têm papel fundamental no organismo. Agindo na reparação e na construção de tecidos, elas são essenciais em dietas para a saúde, a perda de gordura, o ganho de massa muscular, o controle da compulsão e para a prática de exercícios físicos.

A molécula de proteína é construída a partir de aminoácidos. Geralmente as pessoas comem bem menos delas do que deveriam. Durante essa semana, vou te desafiar a comer mais proteínas. O ideal sempre é buscar fontes de alta qualidade, isto é, que a composição desses alimentos tenha proteínas que o corpo absorve mais.

Por exemplo, iogurte e queijo não são fontes de proteína de alta qualidade, pois possuem muito mais gordura e carboidrato do que proteína. Portanto, não são boas fontes.

Abaixo, segue lista de alimentos que são fontes de proteína de alta qualidade:

- Ovos de galinha e codorna.
- Carnes vermelhas e brancas.

- Crustáceos.
- Peixes.
- Suplementos alimentares e shakes proteicos (whey protein, beef protein e de origem vegetal, como arroz, ervilha e outros).
- Quinoa, grão de bico e oleaginosas.

Abaixo, segue lista de alimentos que <u>não</u> são fontes de proteína de alta qualidade:
- Iogurte.
- Queijo.
- Pão.
- Massa.

DIA 2

>> TAREFA 1 >>

O vilão Mister Tentação atacou hoje? Compartilhe, se quiser, na Comunidade das alunas no Facebook se você conseguiu perceber, pois vai ajudar outras pessoas a também combaterem seus vilões! Use a hashtag #MisterTentação.

Qual frase ele te falou?
_____

>> TAREFA 2 >>

Realize o treino gratuito pelo aplicativo ou então o treino Intermediário 1, caso tenha adquirido o programa completo.

De 0 a 10, quão comprometida você está em seguir minhas recomendações para realizar uma boa execução dos movimentos durante os treinos?
Sendo 0 nada comprometida e 10 muito comprometida: _____.

>> TAREFA 3 >>

Entendendo o papel da proteína para uma alimentação saudável

Chegou a hora de conhecer os macronutrientes essenciais para sua alimentação saudável. Os macronutrientes são compostos por proteína, carboidrato e gordura.

Nesta semana, vamos abordar a importância das proteínas na dieta. Vou desafiá-la a comer proteínas na quantidade ideal para sua saúde e para ganhar músculos e perder gordura.

A proteína tem papel fundamental no organismo. Agindo na reparação e na construção de tecidos, elas são essenciais para a saúde. Colabora no processo de perda de gordura, ganho de massa muscular e no controle da compulsão alimentar, pois traz saciedade.

A proteína vai muito além da construção de músculos. A molécula de proteína é construída a partir de aminoácidos. Cada aminoácido tem um papel no organismo. Há aminoácidos que vão dar origem a neurotransmissores, enquanto outros têm papel ativo no sistema de defesa do corpo.

Dois pontos são importantes quando o assunto é ingestão de proteína:

- A quantidade ideal diária de ingestão.
- O valor biológico da proteína (alto ou baixo) e sua absorção.

Sobre a quantidade, é comum as pessoas comerem bem menos do que seria o ideal. Os estudos de forma geral indicam a ingestão de 1 g de proteína por quilo de peso como o mínimo encomendado. Ou seja, se você pesa 50 kg, deve consumir 50 g de proteína por dia.

O ideal para quem realiza exercícios com a finalidade de ganho de massa muscular é um consumo em torno de 2 g a 2,5 g de proteína por quilo de peso. Ou seja, se você pesa 50 kg, o ideal é ingerir 100 g a 125 g por dia de proteína.

Talvez você pense: "eu como fácil 100 g por dia, pois todo dia como no almoço um bife de gado de 100 g".

Aí é que você se engana. Cem gramas de bife não são 100 g de proteínas. O bife é composto por proteínas e gorduras. Cem gramas de um bife de gado representam em torno de 20 a 30 gramas de proteína.

Por essa razão, não é tão fácil assim atingir a quantidade ideal.

Outro ponto importante é buscar fontes de alto valor biológico. Proteínas de alto valor biológico têm, em sua composição, aminoácidos essenciais em proporções adequadas, ou seja, são uma proteína completa. Ex.: proteínas da carne, peixe, aves e ovo, suplementos como whey protein.

As proteínas vegetais precisam ser combinadas para que a união dos aminoácidos forme proteínas de boa qualidade, por exemplo:

- Arroz e feijão (de qualquer tipo).
- Ervilhas e milhete.
- Quinoa e milho.
- Lentilhas e trigo sarraceno.
- Arroz integral e ervilhas vermelhas.

Existe mais um detalhe quando se trata da quantidade de proteína que o organismo absorve. Ao ingerir 1 g de proteína, você não absorve 1 g. A absorção é de 0,5 a 0,7 g de cada 1 g de proteína ingerida.

Existe um fator de correção conforme o tipo de proteína, se é oriunda de cereal, de leguminosas ou animal.

Para obter essa informação, deve-se multiplicar o valor proteico de cada substância alimentar que compõem o cardápio, pelos fatores de correção proteica, que são:

Fator de correção
Proteína de cereal = 0,5

Proteína de leguminosa = 0,6
Proteína animal = 0,7
Exemplo: 100 g de arroz tem 7 g de proteína
7 g de proteína × 0,5 = 3,5 g de proteína
são absorvidas.

Trouxe essas informações para que você entenda que nem quando é ingerida a quantidade ideal diária de proteína para o seu peso corporal, você atinge a cota necessária! Pois 1 g de proteína de um alimento não representa 1 g de proteína absorvida pelo organismo. Você absorve apenas de 50 a 70% da proteína ingerida.

Mas, honestamente, para não tornar complicada a conta, não se preocupe com a matemática perfeita. Não é algo que você deva calcular à risca caso não seja um atleta de altíssima performance.

Basta multiplicar seu peso corporal por 2 ou por 2,5 que você já estará numa quantidade ideal. Procure utilizar fontes diferentes ao longo do dia para garantir que vai ingerir proteínas com alto valor biológico.

Talvez você se pergunte: "Tal alimento (por exemplo, iogurte) serve como fonte de proteína?!"

Muitas pessoas acreditam que o iogurte é uma boa fonte de proteína. Mas o iogurte não é uma boa fonte, pois possui muito mais gordura e carboidrato do que proteína. A maior parte dos iogurtes possuem menos de 10 g de proteínas por 100 g de quantidade do alimento. Portanto, não é uma boa fonte. É pouquíssima proteína para a quantidade de gordura e carboidrato que está sendo ingerida.

"Posso ter algum problema nos rins por ingerir muita proteína?"

Sim, pode-se considerar "muita proteína" quantidades acima de 5 a 6 g de proteína por quilo de peso corporal sendo ingeridas ao longo de anos seguidos. Isso quer dizer que você precisaria comer diariamente mais de 1 kg de carne ao longo de anos!

Seguramente, você mal consegue ingerir 1 g por quilo de peso diariamente, quem dirá consumir mais de 1 kg de carne todo santo dia ao longo de muitos anos.

Portanto, comer proteína nas doses citadas <u>não prejudica</u> a saúde dos rins.

Você DEVE CONSUMIR PROTEÍNAS se tem uma função renal normal.

APENAS pessoas que tenham alteração da função renal não se beneficiam de dietas ricas em proteínas, e isso pode até prejudicar a saúde delas.

Se estamos falando de longevidade saudável, redução de gordura, ganho de massa muscular, prática de exercícios e emagrecimento, consuma sem se preocupar.

Exercite:
Quais alimentos são proteínas de alto valor biológico?[*]

- Ovos de galinha e codorna.
- Carne de frango.
- Espirulina (é uma cianobactéria composta de 53 a 62% de proteína).
- Chorella (é uma alga unicelular composta por 50% de proteína).
- Carne de vaca.
- Crustáceos.
- Peixes.

---

[*] A maioria dos exemplos de proteínas da lista são de alta qualidade, exceto iogurte, frutas, pão e massa.

- Suplementos alimentares como shakes proteícos de origem animal, como whey protein e beef protein, e de origem vegetal, como arroz, ervilha e outros).
- Quinoa.
- Semente de gergelim.
- Semente de linhaça.
- Grão de bico.
- Oleaginosas (por exemplo, amêndoas, castanha de caju e nozes).
- Iogurte.
- Frutas.
- Pão.
- Massa.

Quanto aos suplementos, as melhores fontes são suplementos à base de proteína animal, vegetal ou aminoácidos. Um exemplo de boa proteína animal é o whey protein isolado e hidrolisado (proteína do soro do leite).

Por exemplo, se a dose recomendada do suplemento for de 30 g, seguramente, você vai absorver pelo menos 21 g, o que é maravilhoso!

Resumidamente:

1 – Nem todo alimento que contém proteína é boa fonte de proteína.

2 – Coma proteínas em todas as refeições: como não é fácil chegar no ideal diário recomendado, sugiro que, ao fazer, uma refeição.

3 – Para atingir o ideal diário recomendado, basta multiplicar seu peso corporal por 2 ou por 2,5 g.

4 – Procure utilizar fontes diferentes ao longo do dia para garantir que vai ingerir proteínas com alto valor biológico.

5 – Se puder, utilize suplementos de qualidade. É a maneira mais prática e rápida de conseguir a quantidade ideal de proteínas de alto valor biológico.

Quão comprometida você está para incluir a quantidade correta de proteína nas suas refeições diárias?

Sendo 0 nada comprometida e 10 muito comprometida: _____.

DIA 3

>> TAREFA 1 >>

A arte de reconhecer o sucesso do próximo a torna mais próxima do seu sucesso. Reconhecer de forma íntegra alguém por algo de bom que essa pessoa fez é transformador.

Depoimento – Dani Toni (–10 kg em 12 semanas)
Oi! Sou a Dani, do Rio de Janeiro, e conheci o programa da Raquel por meio do Facebook. Eu estava uns 10 kg acima do peso e estava precisando emagrecer e voltar a cuidar de mim mesma. Eu via alguns vídeos e depoimentos on-line, mas nunca dava o primeiro passo. Até que chegou um dia e eu resolvi experimentar e investir nos treinos.

Pouco tempo antes, eu havia perdido meu bebê e precisava melhorar minha autoestima. Então, eu acreditei e mergulhei de cabeça nos treinos, na alimentação e em todos os novos hábitos saudáveis que o BDS me proporciona. Eu lia os e-books, acompanhava todas as lives da Raquel, tudo que era postado no blog etc.

Quando ela lançou o Programa Premium, eu adquiri logo na primeira semana. Foi quando eu realmente comecei a acompanhar minha evolução, por meio das dicas que ela passa para a gente poder mensurar tudo que conquista durante o processo. Mudei minha alimentação, minha mentalidade, e isso mudou tudo na minha vida e tudo que eu fazia.

Vocês podem me perguntar: mas, Dani, você nunca sai da linha? Saio! Depois de conhecer a regra 80/20 da Raquel, eu aprendi que eu posso, sim, dar aquela saída da "dieta" e voltar tranquilamente, sem me desesperar nem desistir na primeira falha. Aprendi que o problema não está na exceção, e sim no hábito.

Claro que, até chegar ao meu objetivo, eu era bem mais disciplinada e preferia não jacar tanto, mas, depois que eu conquistei o que queria, fui me dando um pouco mais de chance de comer as besteiras de que mais gostava, tomar uma taça de vinho e outras coisinhas que não são permitidas todos os dias.

Agora, eu tenho a consciência de que eu tenho que me disciplinar ainda mais para conquistar ainda mais. Chegar aonde quero chegar. Mesmo já estando com a barriga chapada, eu ainda quero mais e sei que tenho que batalhar por isso, pois não existem pílulas milagrosas. Mas aprendi que, se eu falhar no meio do caminho, é só eu focar novamente e seguir firme no meu objetivo. As dicas da Raquel e a comunidade de alunas vêm sendo meu principal suporte nesses momentos em que preciso de motivação e inspiração. Lá, fiz grandes amigas. Uma apoia a outra e cobra quando alguma está ficando fora do foco.

Acredito que cada uma tem suas prioridades, mas, se você está cansada do mesmo e deseja mudar, invista em você. Invista em suas prioridades e, se tiver oportunidade, invista no programa. Ele é completo e tem tudo para nos ajudar a mudar nosso corpo, nossa mente e nossos hábitos. Você não vai se arrepender!

De 0 a 10, quão inspirada você ficou ao ver a conquista da aluna?

Sendo 0 nada inspirada e 10 muito inspirada: ____.

>> TAREFA 2 >>

Intermediário 1

Realize o treino gratuito pelo aplicativo ou então o treino Intermediário 1, caso tenha adquirido o programa completo.

Estimule outras alunas a darem seu melhor, postando uma foto suada pós-treino nas redes sociais, com a hashtag #BarrigaDeSonho #Semana3.

Parabéns por mais essa conquista!

>> TAREFA 3 - Alimentação >>

Nesta semana, o tema é a proteína e o papel fundamental dela no organismo. Entre suas inúmeras funções, ela tem o poder de aumentar saciedade, aumentar a massa muscular, eliminar a flacidez e, consequentemente, favorecer a queima de gordura. É muito comum as pessoas não atingirem o mínimo desse macronutriente que deveriam ingerir. Se ainda tem dúvida ou não fixou todo o conhecimento para aplicá-lo, leia novamente o tópico na página 155: "Entendendo o papel da proteína para a alimentação saudável".

Como está seu desafio de comer proteínas em todas as refeições do dia? Seja honesta com você mesma.

Quantas refeições você fez ontem?
_____

Em quantas refeições comeu proteína?
_____

DIA 4

>> TAREFA 1 >>

O vilão Mister Tentação te atacou hoje? Compartilhe, se quiser, na comunidade das alunas se você conseguiu perceber quando foi atacada e qual frase ele te falou, pois vai ajudar outras pessoas a também combater seus vilões! Use a hashtag #mistertentação. Caso não seja aluna dos Programas on-line, compartilhe nas redes sociais com a hashtag #LivroBarrigaDeSonho.

Qual frase ele te falou?
_____
_____

>> TAREFA 2 >>

Realize o treino gratuito pelo aplicativo ou então realize o treino Intermediário 1, caso tenha adquirido o programa completo.
Perceber sua evolução é fundamental!

De 0 a 10, quão desafiador foi realizar o treino?
Sendo 0 muito fácil e 10 muito difícil:
_____.

No primeiro dia que realizou o Intermediário 1.
_____.

No quarto dia que realizou o Intermediário 1.
_____.

» TAREFA 3 »

Como conseguir proteínas de forma prática. Usar ou não suplementos?

A pergunta sobre o uso de suplementos é muito frequente. Alguns querem tomar tudo que veem pela frente mesmo sem saber se é adequado e de boa qualidade, enquanto outros morrem de medo.

Mas vamos desfazer todos os mitos em torno do assunto para que você possa tomar uma decisão consciente sobre usar ou não suplementos.

Como falamos em proteína, desde já adianto que utilizar suplementos é uma forma prática e rápida de alcançar a dose ideal de proteína diária. É obrigatório? Óbvio que não. É uma escolha pessoal. A decisão de usar suplementos à base de proteína depende se a pessoa tem disponibilidade de tempo para preparar as refeições e se consegue alcançar a quantidade ideal, como é explicado na página 155: "Entendendo o papel da proteína para uma alimentação saudável".

Quais situações dão sentido ao uso de suplementos à base de proteína? Por exemplo, pessoas que tenham uma rotina muito atribulada e não tenham tempo para preparar refeições diariamente que contenham bastante proteína, terão dificuldade de atingir a cota diária. Outras pessoas são vegetarianas (comem leite e ovos), veganas (não comem nada de origem animal) ou pescetarianas, como eu (comem apenas peixe), e talvez não consigam retirar da alimentação toda a proteína de que necessitam. Na maioria das vezes, essas pessoas optam por utilizar os suplementos, porque é a maneira mais rápida e prática de atingir a cota diária de nutrientes, garantindo qualidade.

Vou falar sobre os erros comuns ao escolher suplementos e o passo a passo para escolher suplementos de qualidade e que tragam resultados de forma saudável.

Antes de chegar aos erros e ao passo a passo, vou passar uma visão geral.

Para sobreviver, você não necessita de suplementos. Porém, se você quer resultados excelentes na sua saúde, ter uma longevidade saudável, não ter doenças ao longo da vida, com uma imunidade alta e resultados estéticos muito bons, com o corpo que sempre sonhou, a suplementação é uma aliada essencial.

Infelizmente, não conseguimos ingerir de maneira natural todos os nutrientes e vitaminas diários, mesmo com uma alimentação correta e saudável. Os alimentos de hoje em dia contêm menos nutrientes do que antigamente. Por isso, a suplementação diária de proteína, vitaminas, minerais e nutrientes tem se tornado mais importante.

Lembrando que o suplemento sozinho não vai fazer milagre. Nós precisamos de um conjunto de suplementos, no momento certo, na dose certa, aliados a exercício eficazes e boa alimentação.

Você já sabe que a proteína é encontrada em carnes, ovos, peixes, alguns vegetais e crustáceos etc, mas não é fácil chegar na quantidade diária recomendada de 1 g para 1 kg de peso. Porém, se você faz exercícios e quer potencializar os resultados, deve consumir de 2 a 2,5 g de proteína por kg de peso corporal. Eu, que peso 60 kg, precisaria de 100 a 150 gramas de proteínas ao dia.

Isso é praticamente impossível com a correria do dia a dia. Para a grande maioria, a rotina atribulada não permite viver sendo chefs gourmet, preparando e carregando toda essa comida o dia todo. Assim, os suplementos à base de proteína entram em cena como ótima opção, são baratos e simples.

Como já falei, eu, por exemplo, sou mais para pescetariana. Não tomo leite e derivados, como ovos e muito raramente peixes. Então preciso de uma ingestão muito maior de proteínas oriundas dos suplementos para conseguir atingir os níveis necessários. Nesse caso, utilizo o suplemento como um lanche, como parte de uma refeição ou para preparar receitas práticas e simples. Assim, até se economiza tempo e dinheiro.

Importante lembrar que por muito tempo existiu um mito de que proteína causa problema renal, porém isso já foi desmistificado. Só existe a possibilidade de causar problema renal em quem já tem algum tipo de deficiência ou problema prévio. Pessoas saudáveis e que consumam de 1 a 2,5 gramas de proteína ao dia não terão problema algum.

Outro mito é de que o whey protein ou proteínas de suplementos engordam. O que realmente engorda é o restante da alimentação errada que as pessoas fazem, e não o suplemento. Se você segue uma alimentação saudável, focando em nutrientes de qualidade, como proteínas, gorduras boas e fibras, nunca vai engordar ao suplementar com shakes à base de proteína. Apenas conseguirá potencializar seus resultados, obtendo-os muito mais facilmente e sendo mais duradouros e eficazes caso estejam de acordo com uma alimentação saudável.

3 erros que as pessoas cometem ao escolher suplemento

ERRO 1 – Não saber por qual suplemento começar, gastar dinheiro e não ter resultados

Esse é um dos erros mais comuns. Existem muitos tipos e marcas de suplementos disponíveis no mercado com diferentes tipos de qualidade e finalidade. Então, muitas pessoas ficam em dúvida na hora de escolher seu suplemento, e o mais comum de acontecer é acabarem comprando um suplemento sem qualidade, não adequado aos objetivos ou, ainda, que não seriam prioridade na hora de escolher.

Isso acontece porque as pessoas não sabem quais passos são importantes para escolher o suplemento e ter melhores resultados.

Por exemplo, muitas pessoas que querem manter a forma, emagrecer e reduzir a quantidade de gordura corporal pensam logo que precisam usar suplementos termogênicos. E escolhem os sintéticos.

Muitas até gastam com isso, não veem resultados e acabam frustradas. E pior, podem prejudicar a saúde. Todo termogênico é ruim? Não. Termogênicos naturais podem ser grandes aliados. Mas o fato é que existem outros passos anteriores a uma escolha como essa que podem gerar muito mais resultados.

Vou fazer uma metáfora para explicar. Confie em mim e prometo que vai fazer sentido!

Os carros funcionam com combustível. Até aí todos sabemos. Sabemos que existem postos de gasolina que adulteram a gasolina misturando-a com substâncias que prejudicam o funcionamento do carro. Muitas pessoas dizem que a gasolina está suja. Imagine um carro sendo abastecido com gasolina suja.

O que acontece? O carro pode apagar, o motor pode ser danificado, alguns canos podem ser entupidos com a sujeira. O resultado é que o carro não funciona direito.

Digamos, agora, que o mesmo carro vai até um posto de gasolina melhor, vê que existe mais de uma opção de combustível. Existe uma gasolina comum e uma gasolina premium. A premium é supercara e faz o carro funcionar melhor e também com melhor desempenho, isto é, fazer o carro andar mais rápido.

Agora, imagine colocar essa gasolina premium num carro todo sujo pela gasolina de péssima qualidade e com muitos outros problemas? Pense num carro sem trocar o óleo, com os pneus murchos, sem geometria e balanceamento e o motor desregulado.

Será que colocar uma gasolina boa fará todos os problemas do carro melhorarem num passe de mágica? É claro que não! O certo seria colocar a gasolina premium para fazer o carro funcionar melhor quando já estivesse limpo, com revisões em dia, óleo trocado, pneus cheios, alinhados e com motor regulado.

Da mesma maneira, se o corpo está todo intoxicado, cheio de substâncias tóxicas pelo excesso de alimentos não saudáveis, falta de exercícios, excesso de estresse, falta de sono de qualidade, ele terá dificuldade em funcionar em total condição. Um corpo inflamado e intoxicado não consegue bons resultados de saúde. Quem dirá de ganho de massa muscular e redução de gordura.

Se seu corpo recebe bom combustível (bons alimentos), boa manutenção, geometria, balanceamento (exercícios físicos), ele terá excelentes resultados ao usar uma gasolina premium escolhida especificamente para o objetivo.

É fundamental oferecer condições para que o organismo trabalhe num estado excelente para potencializar os resultados que você busca. Se a saúde do seu organismo estiver excelente, você poderá ter resultados melhores ao utilizar outros suplementos mais específicos.

Isso significa que, se a saúde do seu organismo estiver excelente, você poderá ter resultados melhores ao utilizar outros suplementos mais específicos.

ERRO 2 – Achar que suplemento é pílula milagrosa e não mudar a alimentação nem fazer exercícios

Não existe nenhuma pílula capaz de superar uma alimentação ruim e falta de exercício. Reduzir peso, reduzir gordura, ganhar massa muscular não dependem só de um suplemento, e, sim, de um conjunto de fatores que unem o uso do suplemento, alimentação e treino.

Se você estiver comprometida com um treino bem executado e um método eficaz aliado a uma alimentação minimamente adequada aos seus objetivos, então você terá os resultados POTENCIALIZADOS ao utilizar suplementos.

Nem sempre o suplemento caro é o que funciona, assim como nem sempre o mais barato será ruim.

ERRO 3 – Não saber qual marca escolher

Se você não tiver uma base com critérios bem definidos, na qual possa sozinho avaliar a qualidade de um suplemento, sempre pode sofrer influência da mídia, da opinião de terceiros que acham que entendem do assunto e pode acabar tomando decisões erradas.

PASSOS PARA ESCOLHER SUPLEMENTOS

PASSO 1 – Verificar se a marca é liberada pela Anvisa.

Você pode verificar isso neste link: portal.anvisa.gov.br/consulta-produtos-registrados.

PASSO 2 – Escolher como primeiro suplemento a investir o que garanta um processo de detoxificação e doses ideais de vitaminas e minerais

Detoxificação é uma dieta que prioriza o consumo de alimentos nutritivos que auxiliam na eliminação de toxinas e outras substâncias prejudiciais ao organismo.

Escolher como base suplementos que, em primeiro lugar, eliminem toxinas, melhorem os parâmetros de saúde e que levem meu corpo a um ótimo funcionamento é o ponto de partida.

PASSO 3 – Fornecer a quantidade adequada de proteínas, fibras e gorduras boas para seu organismo

Lembre-se do papel fundamental que as proteínas e as gorduras têm para a boa saúde e na busca por um corpo magro e definido.

É possível fazer isso ao consumir suplementos que levem esses componentes.

É crucial consumi-los nas doses ideais para que se atinjam os resultados esperados.

O ideal seria escolher suplementos que contemplem o passo 1 e o passo 2 ao mesmo tempo. As etapas de detoxificar, nutrir com vitaminas e minerais e fornecer quantidade adequada de proteínas e gorduras podem acontecer juntas. Dessa forma, os resultados são mais rápidos.

PASSO 4 – Sabor

O sabor é um fator a levar em consideração quando você for comprar seu suplemento. Afinal, você fará um uso diário desse suplemento, e é ideal que essa experiência seja prazerosa. Existem muitos sabores disponíveis nas lojas de suplementos, você só precisa saber qual deles a agrada mais. E se você tiver a chance de provar antes, melhor!

Assim como os alimentos, os suplementos também precisam ser saborosos e agradáveis ao paladar.

Leia todas as informações do rótulo e procure saber o que significam. Só assim você vai avaliar qual suplemento é o mais adequado para você.

PASSO 5 – Sem conservantes e sem aromatizantes artificiais

Corantes e aromatizantes intensificam a cor e o aroma dos suplementos e são utilizados a fim de melhorar sua aparência e aceitação.

É sempre melhor optar por suplementos sem esses aguçadores de sabor. Mas, caso eles existam, opte pelos naturais. Os corantes naturais, por exemplo, são extraídos de matérias-primas como frutas e vegetais: corante de beterraba, cenoura e clorofila. Além de conferirem um aspecto visual mais agradável, eles também têm vitaminas.

Os conservantes são bastante presentes nos alimentos industrializados, e são utilizados para evitar a deterioração dos ingredientes presentes. É comum identificar os conservantes nos rótulos através dos códigos P1 a P10.

Um suplemento natural tem uma absorção e uma assimilação muito melhor e mais fácil pelo organismo.

PASSO 6 – Sem gordura trans

A gordura trans e o açúcar em excesso são um dos principais inimigos da sua saúde. Por isso, se você vai optar por tomar algum tipo de suplemento, procure algum livre de açúcares e gorduras ruins.

Assim como os alimentos, os suplementos que mascaram o açúcar podem fazer você acabar exagerando no consumo. Sem falar que o açúcar é um carboidrato, o consumo de açúcar está ligado com a produção de serotonina, neurotransmissor relacionado com a regulação do sono e do humor.

Assim como os açúcares, as gorduras trans ou hidrogenadas são gorduras artificiais que foram criadas pela indústria de alimentos na década de 1950.

Alimentos ricos em gorduras trans foram até mesmo proibidos nos EUA em 2013 pela FDA.

PASSO 7 – Quantidade de sódio

O sódio está presente na natureza e é facilmente encontrado nos alimentos. Nas doses certas, pode até ser bom para o organismo.

O problema está na quantidade de sódio presente em alguns suplementos. O diário recomendado em toda a sua alimentação é em torno de 2 a 3 g por dia. Fique atenta a isso.

Afinal, o sódio retém água no organismo e pode causar o aumento da pressão arterial e causar problemas cardíacos.

Sim, é possível encontrar suplementos com baixas quantidades de sódio. Você só precisa procurar e ficar atento ao rótulo, certo?

PASSO 8 – Preferir orgânicos

Os suplementos orgânicos são aqueles que foram produzidos sem adição de químicos, agrotóxicos ou adubos químicos.

Os suplementos orgânicos são mais nutritivos e benéficos, e são até mais bem absorvidos pelo organismo.

Infelizmente, o Brasil é um dos líderes mundiais no uso de agrotóxicos na produção de alimentos, o que acaba representando um risco significativo à saúde de todos.

Por que preferir suplementos orgânicos? Em resumo: porque tudo que é orgânico é melhor e mais saudável.

E a má notícia é que existem poucas opções de suplementos orgânicos no mercado brasileiro e os que estão disponíveis ainda são muito caros.

Sugiro que prefira orgânicos quando puder e escolha produtos não orgânicos de boa procedência.

PASSO 9 – Evitar transgênicos

Os alimentos transgênicos são alimentos produzidos com base em organismos que, por meio das técnicas da engenharia genética, sofreram alterações específicas no DNA.

Os alimentos geneticamente modificados surgiram como uma promessa de reduzir o uso de agrotóxicos, baratear os custos de produção, resolver o desafio da fome no mundo, oferecer produtos de qualidade superior, ao mesmo tempo potencialmente mais nutritivos e mais resistentes a pragas. As alegadas vantagens se mostraram reais em alguns casos, porém, em outros, não atenderam às expectativas ou trouxeram resultados negativos imprevistos.

Várias entidades nacionais e internacionais dizem que os alimentos transgênicos apresentam risco à saúde não significativamente diferente dos cultivos tradicionais.

Outras entidades equivalentes recomendaram mais cautela e mais pesquisas ou impuseram restrições. Resumindo, a polêmica em torno do assunto permanece grande e ainda restam muitas dúvidas não respondidas. O que fazer? É uma decisão sua.

DIA 5

Hoje é dia de regeneração e massagem!

>> TAREFA 1 >>

Vamos à aula de automassagem e liberação miofascial. Isso vai ajudar a amenizar as dores musculares, a melhorar os resultados na busca do corpo dos sonhos e a trazer muito relaxamento.

Acesse o aplicativo para executar a automassagem e depois poste uma foto na comunidade das alunas.

Seja honesta consigo mesma! Você fez a aula de liberação miofascial?
( ) Sim.
( ) Não.

>> TAREFA 2 >>

Escolha uma refeição para comer como quiser e sem restrições! Lembre-se: se você segue a regra 80/20, uma refeição apenas não será prejudicial para o seu plano. Aproveite sem culpa!

Mesmo sabendo que não precisa sentir culpa ao comer uma refeição não tão saudável, você comeu essa refeição liberada e sentiu culpa?
( ) Sim.
( ) Não.

SEMANA 4

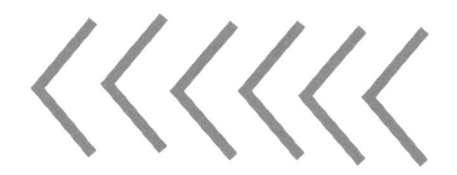

Quando deixar de lado as suas desculpas, você alcançará o seu sonho.

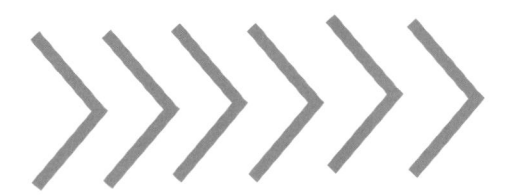

DIA 1

Conheça a Feiticeira Prokrastina

» TAREFA 1 »

A Feiticeira Prokrastina é aquela que deixa tudo para depois, ou seja, empurra tudo com a barriga. As principais frases dela na sua cabeça são:

"Agora não, melhor ver TV."
"Mais tarde eu treino."
"Amanhã eu separo a roupa do treino."
"Estou sem tempo, agora não dá."
"Está muito quente/frio, amanhã eu faço."
"Na próxima semana eu começo."

Então, ela é a vilã que faz você deixar tudo para depois, causando um sofrimento interno. Você quer dar o primeiro passo, mas não consegue. Ao mesmo tempo em que se culpa, a voz diz "não, deixa pra depois".

Nossa essência já é procrastinar, pois economizamos energia não querendo fazer nada agora. Não se culpe por algo que é instintivo. Para melhorar isso, devemos ter consciência de que somos procrastinadores, aceitando esse defeito. Porém aja!

Lembre-se sempre de que a dor do arrependimento é muito maior do que a dor de ter ido treinar. A dor do arrependimento perdura, fica lá nos massacrando e lembrando onde erramos. Já a dor de depois do treino é passageira e vale muito a pena. Quanto tempo você vai perder remoendo e lembrando as coisas que você deixou de fazer?

É simplesmente falta de prioridade você não ter 12 minutos para investir em si mesma. Você pode abrir mão da distração das redes sociais, das séries, dos programas de TV e investir em você. É algo simples e rápido que vai trazer muitos benefícios ao seu corpo. Eu garanto a você que nunca se arrependerá de abrir mão de outras coisas.

Planeje o próximo dia! Separe sua roupa de treino, veja sua agenda e programe-se para treinar sem alterar tanto sua rotina. Treine no horário em que você estiver livre. Não faça algo perfeito, faça algo prático e real.

A última dica é estar perto de pessoas que ajudem você a passar por esse processo. Alguém que a ampare. Sua missão é recrutar alguém para ajudá-la a passar por tudo isso, se comprometendo em incentivá-la e cobrá-la a alcançar seus objetivos. Com uma boa companhia, é sempre mais fácil. Lembre-se de publicar na nossa comunidade a foto de vocês.

A Feiticeira Prokrastina já te atacou essa semana?
( ) Sim.
( ) Não.
( ) Não sei.

>> TAREFA 2 >>

Realize o treino gratuito no aplicativo ou então o treino Intermediário 1, caso tenha adquirido o programa completo.

Foco na execução dos exercícios!

De 0 a 10, quão desafiador foi realizar o treino desta semana?
Sendo 0 muito fácil e 10 muito difícil: _____.

>> TAREFA 3 >>

O desafio da alimentação é #DesafioAlmoçoSecaBarriga.

Comer um prato de salada cheio, antes do prato com proteína e carboidratos!

Uma sugestão simples, que faz seu intestino ficar saudável, aumenta saciedade, controla compulsão, colabora para o ganho de massa muscular e queima de gordura. Por meio desse desafio, vou ajudá-la a ficar saciada para evitar o excesso de carboidratos.

Após acabar esse prato, é possível servir algum carboidrato (por exemplo, massas, arroz, batatas etc.). Porém se você seguir minha orientação, vai perceber que vai comer bem menos carboidrato! Ao longo da semana, vou te pedir uma foto de um prato de salada com uma proteína. Portanto, assim que fizer seu prato, já faça uma foto.

Com qual frequência você come hortaliças e legumes?
( ) Todos os dias.
( ) 1 a 3 vezes na semana.
( ) Quase nunca.

DIA 2

>> TAREFA 1 >>

A vilã Prokrastina atacou hoje? Compartilhe, se quiser, na comunidade das alunas no Facebook se você conseguiu perceber quando foi atacada e qual frase ela te falou, pois vai ajudar outras pessoas a também combaterem seus vilões! Use a hashtag #Prokrastina.

Qual frase ela te falou?
_____

>> TAREFA 2 >>

Realize o treino gratuito no aplicativo ou então realize o treino Intermediário 1, caso tenha adquirido o programa completo.

Lembre-se das três regras do treino para que você tenha resultado: sentir a "dor boa" (musculatura arder), ter uma boa execução e intensidade (sentir o coração acelerado).

De 0 a 10, quão comprometida você está em seguir minhas recomendações para realizar uma boa execução dos movimentos durante os treinos?
Sendo 0 nada comprometida e 10 muito comprometida: _____.

>> TAREFA 3 >>

A tarefa da semana é o #AlmoçoSecaBarriga! Comer um prato cheio de salada antes do prato com proteína.

Faça uma foto e, se você fizer parte da comunidade das alunas no Facebook, compartilhe seu almoço para inspirar outras alunas a também comer de maneira mais saudável no almoço. Use as hashtags #BarrigaDeSonho #Semana4.

Você gosta de comer hortaliças e legumes?
( ) Sim.
( ) Não.
( ) Não gosto muito, mas como.

DIA 3

>> TAREFA 1 >>

Conhecer a história de outras alunas, suas dificuldades, suas rotinas e suas conquistas pode ser uma grande inspiração para que você siga adiante.

Depoimento – Regina Criaco (–10 kg em 8 semanas)

Oi, meninas! Meu nome é Regina e estou aqui para contar um pouquinho sobre como o programa Barriga de Sonho mudou minha vida. Eu resolvi entrar no programa quando descobri que, de outubro de 2017 a fevereiro de 2018, engordei 10 kg. Além disso, estava passando por uma fase muito difícil em meu relacionamento. Meu esposo reclamava da minha aparência e eu realmente ganhei peso e fiquei com a barriga bem saliente. Isso me incomodava bastante.

Decidi iniciar uma dieta low carb através de pesquisas, e como resultado perdi cerca de 4 kg. Conheci a Raquel pelo YouTube e, vendo seus vídeos com várias dicas de treino e alimentação, resolvi adquirir o programa. Eu só tenho a agradecer não só à Raquel como a toda a sua equipe. Eles me deram todo o suporte de que precisei para me adaptar aos treinos. Hoje eu estou com 10 kg a menos, muito mais feliz, mais realizada e com a autoestima lá em cima.

Para você que ainda tem dúvidas sobre adquirir o programa, eu digo: experimentem, porque vale a pena! Doze minutos, realmente, fazem muita diferença e dão muito resultado. Eu comecei aos poucos mesmo. Primeiro pelo YouTube, depois pelo programa, pela alimentação, pelos exercícios de mentalidade, e hoje eu consegui eliminar os 10 kg que tanto me incomodavam.

Vale muito a pena, o programa é maravilhoso! No início, a gente começa com dúvidas sobre se vai dar certo. E quando percebe, emagreceu e ainda ganhou massa muscular, moldando todo o seu corpo. Eu só tenho a agradecer, mais nada. Raquel, muito obrigada por ter criado esse programa. Você tem ajudado tantas meninas, não só a emagrecerem como também a aprenderem a amar a si mesmas novamente. Muitas com depressão, baixa autoestima e inúmeros problemas emocionais. Tudo de bom para você e sua equipe. Que você continue ajudando as pessoas a transformarem suas vidas. Sua missão é linda. Um beijo grande no seu coração.

Após o depoimento da aluna, qual dica interessante você pegou da história dela?
_____

>> TAREFA 2 >>

Realize o treino gratuito no aplicativo ou então realize o treino Intermediário 1, caso tenha adquirido o programa completo.

Estamos na quarta semana do programa BDS. Neste momento, já é possível identificar mais algumas alterações positivas no seu bem-estar.

De 0 a 10, como está sua disposição no dia a dia?
Sendo 0 ruim e 10 ótima: _____.

De 0 a 10, como era sua disposição antes de começar o programa: _____.

De 0 a 10, hoje, após quatro semanas de treino, mudança de hábitos alimentares e quebrando alguns paradigmas: _____.

>> TAREFA 3 >>

Como está sendo a tarefa de comer o almoço seca barriga? Você está conseguindo cumprir? Me conte se está sendo fácil ou difícil cumprir essa tarefa. Estimule outras alunas a darem seu melhor, postando uma foto da sua refeição com saladas e proteínas na comunidade Alunas VIP, com as hashtags #BarrigaDeSonho #Semana4.

Em quantos dias desta semana você comeu o almoço seca barriga?
_____.

DIA 4

Parabéns! Você alcançou 50% da jornada do Game Barriga de Sonho. A regularidade e o comprometimento são as principais receitas do sucesso.

›› TAREFA 1 ››

De 0 a 10, quão comprometida você está com o programa Barriga de Sonho?
Sendo 0 nada comprometida e 10 extremamente comprometida: _____.

›› TAREFA 2 ››

Realize o treino gratuito no aplicativo ou então o treino Intermediário 1, caso tenha adquirido o programa completo.
Perceber sua evolução é fundamental!

De 0 a 10, quão desafiador foi realizar o treino?
Sendo 0 muito fácil e 10 muito difícil: _____.

De 0 a 10, no primeiro dia que realizou o intermediário 1 na semana 3:_____.
De 0 a 10, no último dia que realizou o intermediário 1 na semana 4_____.

>> TAREFA 3 >>

Mito ou verdade: o excesso de proteínas pode causar problemas renais?

Mito! Comer proteína na quantidade ideal para cuidados com a saúde e para praticantes de exercício não prejudica a saúde dos rins, se você é uma pessoa em condições normais. Na realidade, a maioria das pessoas tem grande dificuldade de atingir a cota mínima diária recomendada.

Você deve consumir proteínas se tem uma função renal normal. Se estamos falando de saúde, vida saudável, redução de gordura, ganho de massa muscular, prática de exercício e emagrecimento, consuma sem se preocupar.

O adequado é ingerir pelo menos 1 g por quilo de peso corporal por dia.

O ideal para praticantes de exercício é em torno de 2 g por quilo de peso corporal. Apenas pessoas que tenham alteração da função renal não se beneficiam de dietas ricas em proteínas, o que pode até prejudicar sua saúde.

Você também tinha essa dúvida com relação ao consumo de proteínas?
( ) Sim.
( ) Não.

DIA 5

Hoje é dia de regeneração e massagem!

>> TAREFA 1 >>

Vamos à aula de automassagem e liberação miofascial. Ela vai ajudar a amenizar as dores musculares, a melhorar os resultados na busca do corpo dos sonhos e a trazer muito relaxamento.

Acesse o aplicativo para realizar a aula e depois poste uma foto na comunidade das alunas!

Seja honesta consigo mesma! Você fez a aula de liberação miofascial?
( ) Sim.
( ) Não.

>> TAREFA 2 >>

Escolha uma refeição para comer como quiser e sem restrições! Lembre-se: se você segue a regra 80/20, uma refeição não será prejudicial para o seu plano. Aproveite sem culpa!

Mesmo sabendo que não precisa sentir culpa ao comer uma refeição não tão saudável, você comeu essa refeição liberada e sentiu culpa?
( ) Sim.
( ) Não.

SEMANA 5

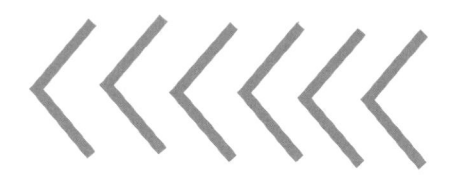

São suas decisões e não suas condições que determinam seu destino. (Tony Robbins)

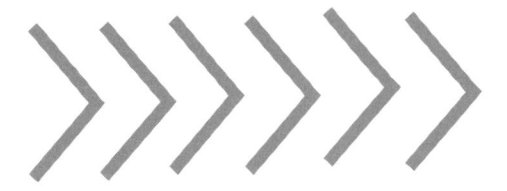

DIA 1

Conhecendo o Matador de Sonhos

>> TAREFA 1 >>

O Matador de Sonhos, ou Dream Killer, acaba com os seus sonhos e, muitas vezes, atua junto com o Cavaleiro da Perfeição.

> "Ah, se você não está fazendo bem-feito, nem comece."
> "Desiste logo, para que pensar nisso?"
> "Esquece, você não vai conseguir!"
> "Você não faz nada direito, nunca vai conseguir!"
> "Você sai da dieta toda hora, desiste!"

A primeira estratégia para combater o Matador de Sonhos é seguir a regra 80/20 e perceber seu progresso. Perceba seus resultados estéticos. A melhor maneira de perceber é com fotos. Fotos de antes e depois, comparando as roupas em que você estava nelas e em que está agora, são um dos melhores parâmetros para medir sua evolução.

A segunda forma de perceber seus avanços são os desafios de movimento. No nível iniciante, por exemplo, temos exercícios mais simples e fáceis de serem executados e que, com o tempo, vão se tornando mais complexos e com mais dificuldade de serem executados. Mas hoje você faz os treinos do iniciante e já são muito mais fáceis de serem reproduzidos, sendo que antes você tinha muita dificuldade.

A terceira tática é perceber a evolução na intensidade dos treinos que você está fazendo. No início, por exemplo, você fazia apenas 10 agachamentos em 20 segundos de treino. Hoje, você já consegue fazer 20 agachamentos durante esse mesmo período. Ficar ofegante e sentir o músculo arder são efeitos que você sempre vai sentir no seu corpo, mas perceberá que consegue fazer muito mais repetições e colocará ainda mais intensidade em cada exercício.

A quarta forma de você perceber a evolução é que você sente mais facilidade em incluir hábitos saudáveis no seu dia a dia. Você percebe que o que deixava seu metabolismo lento, antes de adquirir um estilo de vida mais saudável, era a alimentação incorreta e exercícios ineficazes, e não sua genética.

Você perceberá a sua volta pressões sociais negativas e positivas. Críticas e pessoas que tentam sabotar seus resultados. "Você está magra demais!"; "Você está doente?", "Já está ficando neurótica e viciada em fazer tudo isso!" etc. Todas essas frases são de pessoas que não cuidam da saúde e tem em mente uma visão retrógrada de vida saudável, imaginando que tudo relacionado há um melhor estilo de vida é maçante e sacrificante e precisa sabotar você para que você também nunca consiga. Quem realmente segue uma vida mais leve e com hábitos saudáveis nunca te diria essas coisas.

Já as frases positivas e que nos auxiliam durante o processo de emagrecimento são: "Nossa, como você está mais bonita!"; "Você está com um brilho diferente!", enfim, frases que te motivam a continuar o que está fazendo, sem julgamentos, apenas elogios.

Perceba que, aos poucos, as mudanças que você está introduzindo na sua vida estão contagiando amigos, familiares e conhecidos. Você começa a inspirar outras pessoas, a ser um exemplo de transformação, criando um círculo virtuoso.

Você percebe que os treinos se tornam uma terapia, antidepressivos naturais que te dão um combustível a mais. Você começa a sentir falta dos treinos quando não faz, pois percebe que coloca todos os pensamentos negativos e a insegurança para fora quando pratica os exercícios. Obviamente, nem todos os dias você terá toda aquela vontade de treinar, mas você já sabe que, quando você vai lá e treina mesmo sem vontade, nunca se arrepende.

Mais uma maneira é perceber por meio dos desafios. Cada vez que você completa os desafios do Barriga de Sonho e vê que é possível se desafiar ainda mais, tem uma sensação de autorrealização e empoderamento enorme, que a tornam mais confiante para tudo o que fizer na vida. Você nota que seu corpo meio que se "viciou" em comer da maneira correta. Quando você sai da alimentação saudável e correta, sente seu corpo como se estivesse de ressaca. Já quando come coisas boas, seu corpo sempre está 100% saudável, cheio de disposição.

Qual o maior motivo que você tem para treinar sempre e sem sacrifício? A melhor maneira é você pensar que você se torna cada dia melhor, quando faz um programa eficaz de treinamento que, além de resultados, te dá disposição, energia, muda sua mente, supera dificuldades, adquire novas habilidades e traz grandes motivações. O corpo é apenas uma consequência de tudo isso, pois você se sente tão bem com tudo que isso é refletido no exterior. Mais confiança em você mesma, maior autoconhecimento, controle emocional, maior nível de automotivação, mais tolerância às frustrações, melhor desempenho sob pressão e adversidades, maior espírito de luta.

Então, essas são as formas de você combater o Matador de Sonhos. Quando você para e analisa toda essa sua evolução e como você se tornou uma pessoa melhor em vários aspectos da sua vida, você o manda embora. Criando um ambiente positivo para você mesma, e quanto mais positivo, mais coisas boas acontecem. Atitudes conscientes e positivas são os melhores antídotos contra o Dream Killer.

Compartilhe agora comigo, na comunidade, como o Matador de Sonhos tem agido com você durante todo o progresso com o programa Barriga de Sonho. Quais progressos você já percebe tanto no seu corpo quanto na sua mente? Me conta!

O Matador de Sonhos já te atacou essa semana?
( ) Sim.
( ) Não.
( ) Não sei.

>> TAREFA 2 >>

Realize o treino gratuito no aplicativo ou então realize o treino Intermediário 2, caso tenha adquirido o programa completo.

De 0 a 10, quão desafiador foi seu primeiro treino desta quinta semana?
Sendo 0 muito fácil e 10 muito difícil: _____.

>> TAREFA 3 >>

Ômega-3

O ômega-3 é uma gordura superimportante e centenas de estudos recomendam o consumo de doses a partir de 1 a 2 gramas por dia. O ômega-3 é um ácido graxo essencial, que possui várias funções. Uma delas é impedir a inflamação corporal proveniente da má alimentação, facilitando o ganho de massa muscular. Assim, consequentemente, ao aumentar sua quantidade de músculos, você aumenta a necessidade do seu corpo de gasto de energia, facilitando a queima de gordura corporal.

Porém, em relação ao ômega-3, ele se mostrou presente em baixas quantidades na maioria dos peixes estudados do Brasil. O teor foi de 0,009 g/100 g, o que levaria o indivíduo a ter que consumi-lo em quantidade de 20 kg por dia para atingir os 2 gramas diários recomendados. Sobressaem, nesse quesito, a pescadinha (0,9 g/100 g), o salmão (0,79 g/100 g) e o filhote (0,38 g/100 g), sendo que, deles, o salmão é o mais conhecido como fonte de ômega-3 (e o salmão de cativeiro pode ter menos!). Portanto, os estudos recomendam fortemente a suplementação de ômega-3 de forma contínua.

Raquel, você recomenda alguma marca de ômega-3?

Sim. Eu recomendo o Essential Ômega-3 Caps da minha marca RQX Nutrition. Ele foi criado com atenção em cada detalhe e se torna um superaliado no processo de emagrecimento, ganho de massa muscular e performance.

DIA 2

>> TAREFA 1 >>

O vilão Matador de Sonhos lhe atacou hoje? Compartilhe, se quiser, na comunidade das alunas no Facebook, se você conseguiu perceber quando foi atacada, pois vai ajudar outras pessoas a também combaterem seus vilões! Use as hashtags #BarrigaDeSonho #Semana5.

Qual frase ele te falou?
_____.

>> TAREFA 2 >>

Realize o treino gratuito no aplicativo ou então realize o treino Intermediário 2, caso tenha adquirido o programa completo.

Quão comprometida você está em seguir as minhas recomendações para realizar uma boa execução dos movimentos durante os treinos?
Sendo 0 nada comprometida e 10 muito comprometida: _____.

>> TAREFA 3 >>

Gorduras boas emagrecem!
É difícil de acreditar? Pois bem, gorduras boas são necessárias, saudáveis e fundamentais para um emagrecimento saudável e permanente. As gorduras boas:

- Protegem os órgãos.
- Ajudam a transportar e armazenar vitaminas solúveis em gorduras (A, D, E, K).
- Ajudam na absorção de minerais.
- Reduzem os sinais de fome.
- São precursoras de alguns hormônios.

As gorduras podem ser usadas como fonte de energia se a insulina estiver baixa, ou seja, se não houver ingestão de carboidratos, a insulina ficará bem baixinha. Ou as gorduras podem ser estocadas dentro dos músculos, órgãos internos e sob a pele se a insulina estiver alta. Portanto, quando você consome muita gordura e muito carboidrato juntos, você favorece a estocagem de gordura. Por outro lado, ao realizar uma dieta cetogênica, você consome gordura como fonte de energia.

Os corpos cetônicos são as substâncias formadas pelo fígado depois de processar os ácidos graxos provenientes da gordura ingerida.

O nome dieta cetogênica vem do fato do que os níveis dos corpos cetônicos aumentam quando se pratica esse tipo de alimentação, e eles serão os responsáveis por aumentar substancialmente a energia do cérebro.

O corpo entra em estado de cetose, o que leva a uma otimização da quebra da gordura para obter energia, já que não existe energia suficiente proveniente dos carboidratos. O resultado é a redução de gordura corporal.

Usualmente, o termo "gordura" se refere aos triglicerídeos em seu estado sólido, enquanto o termo óleo, ao triglicerídeos no estado líquido.

São fontes de gorduras boas:
- Óleo de coco (que pode ser cozido em fogo alto).

- Azeite de oliva extravirgem (para cozinhar em fogo baixo).
- Manteiga (cozinhar em fogo médio).
- Ácidos graxos ômega-3 (presentes em peixes de água fria, como o salmão).
- Sementes e oleaginosas (linhaças, amêndoas e nozes).
- Abacate/avocado.
- Gordura animal.

As gorduras dos óleos vegetais, nozes e sementes são instáveis e quebram-se em substâncias que são danosas para o corpo quando cozidas. Prefira cozinhar com óleo de oliva ou de coco, pois eles se mantêm estáveis no calor.

Gorduras a reduzir ou evitar:
- Gorduras ômega-6.
- Óleos hidrogenados.
- Gordura trans.
- Óleos vegetais (margarina).

O colesterol é seu amigo!

O colesterol não é gordura, é um lipídio (nem todo lipídio é gordura). Ele é precursor de hormônios importantes, como testosterona e estrogênio. Constitui um quarto do cérebro e é essencial para a memória e para um bom funcionamento mental. O colesterol é essencial na formação e no funcionamento das membranas celulares do corpo.

Além de fatores genéticos, o colesterol é formado pelo metabolismo de carboidratos, e não a partir da gordura que você consome na sua alimentação. Portanto, o colesterol do ovo consumido na alimentação tem pouco a ver com o colesterol sanguíneo. Já o carboidrato do doce e do pão que você consome várias vezes ao dia, estes, sim, têm mais a ver com o aumento do seu colesterol sanguíneo.

Muitos ainda temem consumir ovos de galinha inteiros por conterem colesterol. Esqueça! Caso você não tenha alergia ou sensibilidade a algum componente do ovo, ele é um dos alimentos mais completos que existem.

Existem duas formas de colesterol: HDL, o bom; e LDL, o mau. Nem todas as partículas de LDL são nocivas. Existem várias formas dele, e de fato, o que é nocivo a saúde é o VLDL, é com ele que você deve se preocupar. E o que favorece seu aumento é o consumo excessivo de carboidratos refinados, e não o ovo, por exemplo, como muitos creem.

GORDURAS SATURADAS – Boas ou ruins?

A gordura saturada ocorre de forma natural nos animais e seu estado físico em geral é sólido (se não estiver aquecida). O ácido butírico da manteiga é uma gordura saturada boa. Manteiga, banha e carnes gordas são exemplos de gordura saturada de origem animal. O ácido láurico, encontrado em grandes quantidades no óleo de coco, e o ácido mirístico, do óleo de palma, são exemplos de gordura saturada de origem vegetal. Mas por que a gordura saturada foi culpada por décadas por causar doenças cardiovasculares?

Imagine que você está caminhando na rua e quando passa na frente de uma casa, escuta um grito seguido de um disparo com arma de fogo. Logo vê um sujeito correndo porta afora. Alguém grita lá de dentro pedindo ajuda. Você não pensa duas vezes e vai prestar socorro. Ao entrar, vê uma pessoa sangrando e pedindo ajuda, com a arma a seu lado. Você se ajoelha ao lado da pessoa e, muito assustado, pega a arma que estava no chão. A pessoa morre. Você se levanta em choque e não sabe o que fazer. De repente, entra a polícia pela porta e vê a seguinte cena: alguém morto e você, com a arma na mão. Logo, você é acusado de assassinato sem nem haver investigação do que aconteceu. Foi isso que aconteceu com o colesterol. Ele foi acusado de ser o vilão sem uma investigação completa.

Em 1953, o cientista americano Ancel Keys publicou uma pesquisa fazendo a relação entre gorduras saturadas e doenças cardiovasculares. O estudo revelava que os países onde o consumo de gorduras saturadas era alto apresentavam as maiores taxas de problemas cardíacos. Porém, anos mais tarde, descobriu-se que a pesquisa apresentava falhas. Ancel Keys deixou de fora países onde as pessoas ingeriam muita gordura, mas as taxas de ataque cardíaco eram baixas e países onde o consumo de gordura era baixo, mas as taxas de problemas cardíacos eram altas. Mesmo com a descoberta dessa grave falha na pesquisa, as gorduras saturadas permaneceram como grandes vilãs, modificando os hábitos alimentares das pessoas desde então. A verdade é que não existe nenhum vínculo direto entre o consumo de gorduras saturadas naturais, colesterol e problemas cardíacos. O próprio Ancel Keys, em 1997, disse: "Não existe conexão nenhuma entre o colesterol encontrado nos alimentos e os níveis de colesterol no sangue, e agora nós sabemos disso muito bem".

A indústria e a ciência criaram um mito baseado em falsas conclusões do estudo de Keys sobre a relação entre o consumo de gorduras e as doenças cardíacas. Isso gerou recomendações alimentares limitando o consumo de gorduras saturadas, como a carne vermelha, levando pessoas a trocar essa fonte de proteína e gordura por carboidratos. A ingestão de carboidratos aumentou, assim como as doenças cardíacas. Ao cortar a quantidade de gordura, o alimento fica menos saboroso, de modo que a indústria deixou os alimentos doces ainda mais doces ainda para compensar. E, para substituir a gordura saturada de fonte animal, foram colocados óleos modificados (gordura trans e hidrogenadas).

A gordura trans é pouco comum na natureza e é produzida com base em gorduras vegetais para uso na indústria alimentícia em margarinas, sorvetes, biscoitos, salgadinhos e pipoca de microondas, entre outros.

Quão comprometida você está para incluir gorduras de boa qualidade nas suas refeições diárias?
Sendo 0 nada comprometida e 10 muito comprometida: _____.

DIA 3

>> TAREFA 1 >>

Reconhecer o sucesso do próximo é uma arte transformadora. O RQX System é uma família, uma grande inspiração para que você siga adiante na tua caminhada na busca do corpo dos sonhos.

De 0 a 10, quão inspirada você ficou ao ver a conquista das demais alunas? Lembre-se de um dos depoimentos que você leu ao longo deste livro e escreva abaixo o que a aluna falou que mais te inspirou.
Sendo 0 nada inspirada e 10 muito inspirada:

_____
_____
_____

>> TAREFA 2 >>

Realize o treino gratuito no aplicativo ou então realize o treino Intermediário 2, caso tenha adquirido o programa completo.

Estimule outras alunas a darem seu melhor, postando uma foto pós-treino de quem adorou os exercícios na comunidade Alunas VIP com as hashtags #BarrigaDeSonho #Semana5.

Parabéns! Treino concluído, meta cumprida!

>> TAREFA 3 >>

Como anda o consumo de gorduras boas?

Lembre-se de que gorduras boas colaboram para o bom funcionamento hormonal, te fazem emagrecer, regulam o intestino e ainda têm muitas outras funções importantes até para o funcionamento do cérebro.

Escolha na lista a seguir uma gordura boa e comprometa-se a comer no café da manhã junto com uma proteína. Se quiser, poste uma foto nas redes sociais das alunas com as hashtags #BarrigaDeSonho #Semana5.

- Peixes oleosos (arenque, salmão, cavala, atum e sardinhas).
- Polpa do coco.
- Azeite de oliva e óleo de coco.
- Azeitonas.
- Oleaginosas (castanhas, nozes, amêndoas, avelã).
- Frutas como abacate ou avocado.
- Manteiga.
- Manteiga ghee.

DIA 4

>> TAREFA 1 >>

Se você conseguiu perceber quando foi atacada e qual frase o Matador de Sonhos te falou, use a hashtag #MatadorDeSonhos, pois vai ajudar outras pessoas a também combaterem seus vilões!

Ele atacou hoje? Qual frase te falou?
_____
_____
_____

>> TAREFA 2 >>

Realize o treino gratuito no aplicativo ou então realize o treino Intermediário 2, caso tenha adquirido o programa completo.

De 0 a 10, quão desafiador foi realizar o treino?
Sendo 0 muito fácil e 10 muito difícil:
_____.

De 0 a 10, como se sentiu no primeiro dia que realizou o iniciante 2: _____.

De 0 a 10, como se sentiu, no quarto dia que realizou o iniciante 2: _____.

>> TAREFA 3 >>

Lembre-se: gorduras boas colaboram para um bom funcionamento hormonal, te fazem emagrecer, regulam o intestino e ainda têm muitas outras funções importantes até para o funcionamento do cérebro. Entre alguns vilões da queima de gordura, o maior deles é o excesso de carboidratos.

Estou curiosa para saber mais sobre sua mudança de hábito alimentar. Responda para mim:

Está conseguindo dar prioridade para as gorduras boas nas refeições?
( ) Sim.
( ) Não.
( ) Mais ou menos.

DIA 5

Hoje é dia de regeneração e massagem!

>> TAREFA 1 >>

Vamos à aula de automassagem e liberação miofascial do aplicativo. Poste uma foto na comunidade das alunas.

Você fez a aula de liberação miofascial?
( ) Sim.
( ) Não.

>> TAREFA 2 >>

Escolha uma refeição para comer como quiser e sem restrições! Lembre-se: se você segue a regra 80/20, apenas uma refeição não será prejudicial para o seu plano.

Mesmo sabendo que não precisa sentir culpa ao comer uma refeição não tão saudável, você comeu essa refeição liberada e sentiu culpa?
( ) Sim.
( ) Não.

SEMANA 6

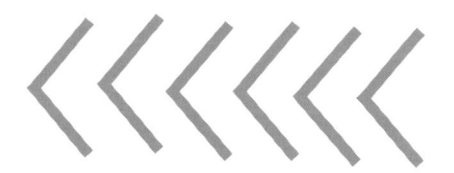

Quando você decidir e se comprometer com seu sonho, o "como" vai aflorar por si mesmo.

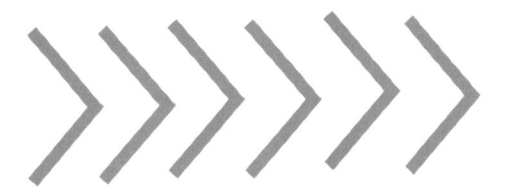

DIA 1

» TAREFA 1 »

O Cavaleiro da Perfeição ou o Mister Tentação te atacaram? Faça uma reflexão tentando lembrar os momentos que eles atacaram e como você reagiu. Reconhecer os vilões por meio das frases que eles te falam é a única forma de saber se eles estão atacando.

Se quiser, compartilhe na comunidade a frase com a qual você foi atacada! Use as hashtags #BarrigaDeSonho #Semana6. Reconhecer quando os vilões estão atacando é o passo mais importante para exterminar a autossabotagem.

Escreva abaixo pelo menos uma frase que o Cavaleiro da Perfeição ou o Mister Tentação usou para te atacar nos últimos dias:

_____
_____

» TAREFA 2 »

Realize o treino gratuito pelo aplicativo ou, caso tenha adquirido o programa completo, então o treino Intermediário 2. Foco na execução dos exercícios!

De 0 a 10, quão desafiador foi seu primeiro treino desta sexta semana?
Sendo 0 muito fácil e 10 muito difícil: _____ .

» TAREFA 3 »

#DesafioCarboBCG.

Carboidrato é vilão ou mocinho? Já adianto que não é nem um, nem outro! O que importa é saber qual tipo de carboidrato está comendo e em qual momento vai comer, conforme seus objetivos. A tarefa da semana é comer carboidratos de baixa carga glicêmica em pelo menos uma refeição e, nas próximas tarefas, eu vou te explicar tudo.

Escolha na lista abaixo um carboidrato de baixa carga glicêmica. Se quiser, poste uma foto do seu prato na comunidade das alunas.
- Limão.
- Azeitona.
- Pimentão.
- Frutas vermelhas
(framboesa, amora, mirtilo, morango).
- Abacate ou avocado.
- Tomate.
- Quiabo.
- Abobrinha.
- Pepino.
- Berinjela.
- Cenoura.
- Mandioquinha.
- Batata-doce.
- Inhame.
- Quinoa.

Alimentos que não têm *carga glicêmica baixa*:
- Suco de laranja.
- Pão.
- Açúcar.
- Massa.

DIA 2

>> TAREFA 1 >>

Os vilões Cavaleiro da Perfeição e Mister Tentação lhe atacaram hoje? Qual frase lhe disseram?

Qual frase eles te disseram?
_____
_____

>> TAREFA 2 >>

Realize o treino gratuito pelo aplicativo ou, caso tenha adquirido o programa completo, realize o Intermediário 2.

Lembre-se de que cumprir as três regras do treino é crucial para que você tenha resultado: sentir a "dor boa" (musculatura arder), ter uma boa execução e intensidade (sentir o coração acelerado).

Quão comprometida você está em seguir as minhas recomendações para realizar uma boa execução dos movimentos durante os treinos?
Sendo 0 nada comprometida e 10 muito comprometida: _____.

>> TAREFA 3 >>

Desafio de alimentação

O objetivo do desafio da semana é ingerir carboidratos que tenham baixa carga glicêmica ou alimentos que contenham poucos carboidratos. Por exemplo: limão, azeitona, pimentão, framboesa, amora, mirtilo, morango, avocado, abacate, tomate, quiabo, abobrinha, pepino, berinjela, cenoura, mandioquinha, batata-doce, quinoa, inhame.

Mas por que é tão importante controlar a ingestão de carboidratos? O alto consumo de carboidratos está ligado a uma alta liberação de insulina, que está relacionada ao acúmulo de gordura.

Quando você consegue controlar a insulina, a mágica acontece, pois seu corpo se condiciona a utilizar a gordura como fonte de energia, reduzindo a gordura corporal, gerando um nível mais estável de energia e disposição ao longo do dia e dando adeus à sonolência depois do almoço, aumentando o foco e tendo menos compulsão alimentar.

Quando você faz uma dieta apenas de restrição calórica, cortando tudo pela metade, os efeitos sempre são desmotivantes. A redução das porções não dá a você o prazer de comer, causa sonolência, problemas de concentração, raciocínio etc.

Nada disso acontece quando você controla a insulina, se alimentando de forma correta. Existem duas formas de emagrecer. A forma de controle de calorias, comendo pouco e de três em três horas: carboidratos, barrinhas de cereal, coisas que dizem que emagrece – tidas como saudáveis, mas que te fazem passar fome e muito mal. E a outra: um cardápio baseado em controlar o hormônio insulina.

Os alimentos de alta carga glicêmica e que geram picos de insulina, barrando a queima de gordura, geralmente são consumidos da forma errada e na quantidade errada. O problema não está em consumir carboidrato, e sim consumir muito carboidrato simples, várias vezes ao dia.

Pessoas que fazem pouca atividade física, sedentários, praticamente não precisam consumir muito carboidratos com frequência, pois o próprio organismo gera essa energia, por outro lado, atletas de alta performance, sim, precisam de muito carboidrato, pois precisam de muita energia.

"Mas, Raquel, será que não ficarei doente se consumir pouco carboidrato?"

Não, existem aminoácidos essenciais na proteína e nas gorduras boas, mas não existe carboidrato essencial. Eles não são fundamentais na nossa vida. Noventa e nove por cento do tempo na história da existência humana, sobrevivemos com muito pouco carboidrato e com muita proteína. Podemos muito bem viver sem carboidrato.

Segundo alguns estudos, alguns carboidratos provenientes dos tubérculos foram essenciais para nos deixar mais inteligentes e saudáveis, dando-nos mais energia para que nos desenvolvêssemos mais rápido, sem tanta escassez de comida. Mas nesses mesmos estudos também é dito que não precisamos do carboidrato para sobreviver.

Mas o carboidrato é vilão ou não? O crucial é saber utilizá-lo de maneira inteligente, sabendo o quanto de insulina cada um deles vai liberar, utilizando-os estrategicamente durante o dia. Tudo isso, sabendo os níveis de atividade física que você faz, a hora em que faz, alterações hormonais ou não, porções, tipo de cada carboidrato etc. Então, a menos que você seja um atleta de alta performance, não precisa consumir tanto carboidrato no dia a dia.

Já, por outro lado, o açúcar, por si só, não é algo ruim. Você pode comer aquele doce de vez em quando, de maneira controlada e poucas vezes na semana. Mas sempre como exceção, e nunca como regra.

Uma baixa carga glicêmica tem até 10 gramas; a moderada, de 11 até 19 gramas; e a elevada, quando é maior de 20 gramas. Não confunda índice glicêmico com carga glicêmica. A banana, por exemplo, tem um alto índice glicêmico, mas, antes do treino, não tem problema consumi-la. Tudo é questão de bom senso e comprometimento com a vida saudável e consigo mesma!

Selecione pelo menos duas opções de alimentos que correspondam a carboidratos de baixa carga glicêmica e comprometa-se a comer esta semana. Dica: esses alimentos já podem compor uma foto do seu prato, que vou pedir para compartilhar na comunidade das alunas.*

( ) Limão.
( ) Azeitona.
( ) Pimentão.
( ) Frutas vermelhas
( ) (framboesa, amora, mirtilo, morango).
( ) Avocado, abacate.
( ) Tomate.
( ) Quiabo.
( ) Abobrinha.
( ) Pepino.
( ) Berinjela.
( ) Cenoura.
( ) Mandioquinha.
( ) Batata-doce.
( ) Inhame.

---

* Resposta correta: a maioria dos alimentos da lista possui baixa carga glicêmica, exceto suco de laranja, pão, açúcar e massa.

( ) Quinoa.
( ) Suco de laranja.
( ) Pão.
( ) Açúcar.
( ) Massa.

DIA 3

>> TAREFA 1 >>

Realize o treino gratuito pelo aplicativo ou, caso tenha adquirido o programa completo, realize o Intermediário 2.

Parabéns por completar mais um treino!

Poste uma foto sua pós-treino na comunidade Alunas VIP, comemorando muito seu estágio, com as hashtags #BarrigaDeSonho #Semana6. Não se sinta obrigada, mas você pode ajudar muitas pessoas!

>> TAREFA 2 >>

Como anda o #DesafioCarboBCG? Lembre-se de que os carboidratos não são vilões nem mocinhos. Tudo depende de qual tipo de carboidrato você come e em qual momento. A verdade é que, se você não é uma superatleta, não precisa comer muito carboidrato por dia.

Estimule outras alunas a darem seu melhor, postando uma foto da sua refeição com um carboidrato de baixa carga glicêmica na comunidade Alunas VIP, com as hashtags #BarrigaDeSonho #Semana6.

Eu me preocupo com o tipo de carboidrato com que me alimento no dia a dia.
( ) Concordo plenamente.
( ) Concordo parcialmente.
( ) Não concordo e nem discordo.
( ) Discordo parcialmente.
( ) Discordo totalmente.

DIA 4

>> TAREFA 1 >>

Os vilões sabotadores vão te acompanhar a vida toda. Tudo que precisamos fazer para evitar um ataque deles é perceber que eles estão chegando perto. Podemos reconhecê-los pelas frases que eles nos dizem. Os vilões Cavaleiro da Perfeição e Mister Tentação a atacaram hoje?

Qual frase lhe disseram? Compartilhe, se quiser, na comunidade das alunas no Facebook, pois vai ajudar outras pessoas a também combaterem seus vilões! Use as hashtags #BarrigaDeSonho #Semana6.

Conhecer os vilões a auxilia a se manter focada na busca do corpo dos sonhos?
( ) Sim, muito!
( ) Não, não fez diferença.
( ) Não sei.

>> TAREFA 2 >>

Realize o treino gratuito pelo aplicativo ou, caso tenha adquirido o programa completo, realize o Intermediário 2.

De 0 a 10, quão desafiador foi realizar o treino?
Sendo 0 muito fácil e 10 muito difícil: _____.

De 0 a 10 como se sentiu, no primeiro dia que realizou o iniciante 2: _____.

De 0 a 10 como se sentiu, no quarto dia que realizou o iniciante 2: _____.

>> TAREFA 3 >>

Na alimentação, o mais importante é adquirir um novo hábito de cada vez, e não tentar fazer tudo ao mesmo tempo. Ao longo dessas semanas, é isso que você vem praticando.

Você está conseguindo comer em pelo menos uma refeição ao dia um carboidrato de baixa carga glicêmica? Seja honesta consigo mesma.
( ) Sim.
( ) Não.
( ) Nem todos os dias.

DIA 5

Hoje é dia de regeneração e massagem!

>> TAREFA 1 >>

Vamos à aula de automassagem e liberação miofascial. Acesse o aplicativo para ter acesso a ela. Isso vai ajudar a amenizar as dores musculares, a melhorar os resultados e a trazer relaxamento. Poste uma foto na comunidade das alunas.

Você fez a aula de liberação miofascial?
( ) Sim.
( ) Não.

>> TAREFA 2 >>

Escolha uma refeição para comer como quiser, sem restrições e sem culpa! Lembre-se, se você segue a regra 80/20, não será prejudicial para o seu plano.

Mesmo sabendo que não precisa sentir culpa, você comeu essa refeição liberada e sentiu culpa?
( ) Sim.
( ) Não.

SEMANA 7

≪≪≪≪≪

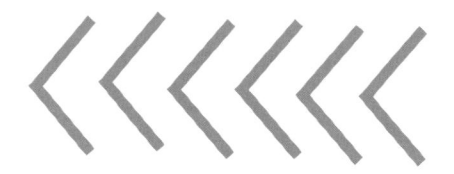

Zona de conforto é a combinação de várias mentiras paralisantes com prazo de validade vencido. (Paulo Vieira)

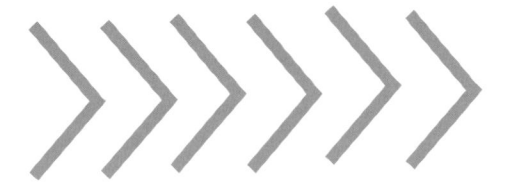

≫≫≫≫≫

DIA 1

>> TAREFA 1 >>

A Feiticeira Prokrastina ou o Matador de Sonhos te atacou? Faça uma reflexão tentando lembrar os momentos em que eles atacaram e como você reagiu. Reconhecer os vilões por meio das frases que eles te falam é a única forma de saber se eles estão atacando.

Se quiser, compartilhe na comunidade com qual frase você foi atacada! Use as hashtags #BarrigaDeSonho #Semana7.

Escreva abaixo pelo menos uma frase que a Feiticeira Prokrastina ou o Matador de Sonhos usou para te atacar.

_____
_____

>> TAREFA 2 >>

Realize o treino gratuito pelo aplicativo ou, caso tenha adquirido o programa completo, realize o Avançado 1.

Foco na execução dos exercícios!

Quão desafiador foi seu primeiro treino desta sétima semana?
Sendo 0 muito fácil e 10 muito difícil: _____.

›› TAREFA 3 ››

#DesafioPósTreino.

Essa semana, o foco da alimentação é o pós-treino. Nas próximas tarefas, vou te explicar qual é a refeição ideal após o treino.

Me conte o que você costuma comer depois de treinar.

_____
_____

DIA 2

>> TAREFA 1 >>

Os vilões Prokrastina e Matador de Sonhos lhe atacaram hoje? Compartilhe, se quiser, na comunidade das alunas no Facebook, pois vai ajudar outras pessoas a também combaterem seus vilões! Use as hashtags #BarrigaDeSonho #Semana7.

Qual frase eles te disseram?
_____
_____

>> TAREFA 2 >>

Intermediário 2

Lembre-se das três regras do treino. Em primeiro lugar, sempre realize uma boa execução dos exercícios, pois são eles que garantem que você não se lesione e ainda possa ter mais resultados. Em segundo lugar, foque na intensidade (coração acelerado) e na "dor boa".

Quão comprometida você está em seguir as minhas recomendações para realizar uma boa execução dos movimentos durante os treinos?
Sendo 0 nada comprometida e 10 muito comprometida: _____.

>> TAREFA 3 >>

#DesafioPósTreino.

Após o treino, é o momento em que o corpo está mais sedento e necessitado de proteínas e nutrientes. Você deve estar atenta em não oferecer lixo ao seu corpo. "Ah, eu mereço comer uma besteira, já que treinei". Este é o momento, no entanto, em que você mais precisa de comida de qualidade.

Se você tiver que comer comida lixo, o melhor é comer antes do treino, e não depois, pois vai queimar tudo aquilo durante o treino. Porém, o mais indicado realmente é ingerir proteínas e alimentos ricos em nutrientes ou, então, a suplementação.

Então, o desafio pós-treino desta semana é ingerir nutrientes na quantidade necessária, focando em um pós-treino de qualidade para aumentar a queima de gordura e o ganho de massa muscular.

Segundo o texto acima, o pós-treino é o momento em que o corpo mais necessita de nutrientes para que ganhe massa muscular e queime gordura. O que é ideal comer após o treino?
a) Comer alimentos ricos em proteínas e preferencialmente em nutrientes (vitaminas e minerais).
b) Não há necessidade de comer proteínas e o alimento pode ser uma comida saudável.

DIA 3

>> TAREFA 1 >>

Estar conectada com pessoas com o mesmo objetivo que você facilita que você se mantenha focada e se sinta amparada.

Fique atenta, pois, após assistir ao depoimento da aluna, vou pedir para que compartilhe comigo qual dica você pegou na história dela.

> Se quiser, compartilhe também na comunidade das alunas.
> Qual dica você pegou da história dela que sirva para você ou que simplesmente achou muito interessante?

>> TAREFA 2 >>

Realize o treino gratuito no aplicativo ou, caso tenha adquirido o programa completo, realize o treino Avançado 1.

Estimule outras alunas a darem seu melhor postando uma foto pós-treino na comunidade Alunas VIP, com as hashtags #BarrigaDeSonho #Semana7.

Parabéns! Treino concluído, meta cumprida!

>> TAREFA 3 >>

Parabéns por avançar mais uma etapa!

Estimule outras alunas a também demonstrarem seu engajamento com a alimentação correta: poste uma foto da sua alimentação pós-treino na comunidade Alunas VIP com a hashtag #DesafioPósTreino. Parabéns! Mais uma fase conquistada!

DIA 4

>> TAREFA 1 >>

Os vilões Prokrastina e Matador de Sonhos lhe atacaram hoje?
Qual frase lhe disseram?

_____
_____

Compartilhe, se quiser, na comunidade das alunas no Facebook se você conseguiu perceber quando foi atacada e qual frase eles te falaram.

>> TAREFA 2 >>

De 0 a 10, quão desafiador foi realizar o treino?
Sendo 0 muito fácil e 10 muito difícil: _____.
De 0 a 10, como você se sentiu no primeiro dia que realizou o iniciante 2: ____.
De 0 a 10, como você se sentiu no quarto dia que realizou o iniciante 2: ____.

>> TAREFA 3 >>

Você se lembra do quanto é importante ingerir gorduras boas? Você está conseguindo comer regularmente? Lembrando que as gorduras boas, como peixes oleosos (arenque, salmão, cavala, atum e sardinhas), polpa do coco, azeites de oliva e coco, azeitonas, oleaginosas (castanhas, nozes, amêndoas, avelã), frutas como abacate ou avocado, manteiga e manteiga ghee, têm um papel muito importante e cumprem várias funções no organismo, onde o resultado é colaborar para o ganho de massa muscular e definição.

Estou curiosa para saber mais sobre sua mudança de hábito alimentar.

Está conseguindo dar prioridade para as gorduras boas nas refeições?
( ) Sim.
( ) Não.

DIA 5

Hoje é dia de regeneração e massagem!

>> TAREFA 1 >>

Pronta para mais uma aula de automassagem e liberação miofascial? Acesse o aplicativo para ter acesso e poste uma foto na comunidade das alunas.

Seja honesta consigo mesma! Você fez a aula de liberação miofascial?
( ) Sim.
( ) Não.

>> TAREFA 2 >>

Escolha uma refeição para comer como quiser e sem restrições! Lembre-se: se você segue a regra 80/20, não será prejudicial para o seu plano. Aproveite sem culpa!

Mesmo sabendo que não precisa sentir culpa ao comer uma refeição não tão saudável, você comeu essa refeição liberada e sentiu culpa?
( ) Sim.
( ) Não.

SEMANA 8

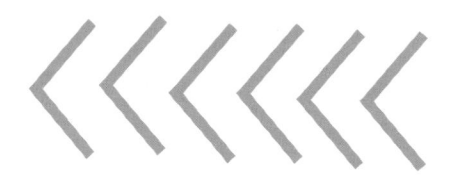

**Você não pode medir seu êxito sem nunca ter falhado.
(Steffi Graf)**

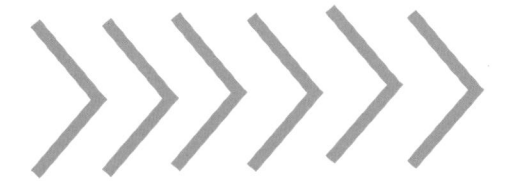

DIA 1

>> TAREFA 1 >>

A tarefa, nesta semana, é sobre mentalidade. *Mindfulness* (atenção plena) é a prática que eu venho praticando há pouco tempo, mas o pouco que já aprendi e vivenciei achei incrível e eu quero transmitir tudo isso para você.

Quero que isso também faça a diferença em sua vida. Eu vou falar rapidamente o que é e quais benefícios ela pode trazer. Depois faremos uma prática juntas.

O *mindfulness* significa estado mental de controle sobre a capacidade de se concentrar, de ter paciência nas atividades e estar focada, principalmente, no presente. É um estado de consciência e atenção plena. Qual o maior objetivo? Aliviar estresse, reduzir a ansiedade, silenciar a mente para você conseguir pensar e tomar decisões sem estar com pensamentos tóxicos.

Quando estamos acelerados e pensando no passado, no presente e no futuro, ficamos ansiosos, não conseguimos parar e focar o que está realmente acontecendo, sem julgamento. Estamos sempre acelerados e não conseguimos prestar atenção no que estamos sentindo. Essa prática não tem nada a ver com religião, mesmo tendo origem no budismo.

Estudos científicos, na área da neurociência, mostram os inúmeros benefícios da meditação. Ela estimula diferentes áreas do cérebro responsáveis pela visão, pelo tato, pelo olfato, pela audição, pela memória etc. Eu ainda pratico muito pouco perto do que eu gostaria, mas o que tenho praticado tem me feito muito bem. Vejo muitas mudanças no meu dia a dia, então eu a convido a fazer uma prática junto comigo.

Mindfulness na prática

Eu vou liberar para você um exercício de *body scan*, que é um escaneamento corporal, para que você veja o que está acontecendo com seu corpo. Esse processo dura apenas alguns minutos, porém, pode transformar todo o seu dia.

Você pode praticar em três posições: completamente deitada, sentada ou sentada de pernas cruzadas no chão (posição de lótus). A posição que eu recomendo, de início, é a deitada. Lembre-se de compartilhar o que sentiu durante a prática lá na comunidade.

> **Na tarefa de mentalidade de amanhã, vamos realizar a prática. Você está disposta a testar a prática do *mindfulness*?**
> ( ) Sim.
> ( ) Não.

» TAREFA 2 »

Realize o treino gratuito pelo aplicativo ou, caso tenha adquirido o programa completo, realize o treino Avançado 1.

Foco na execução dos exercícios!

> **De 0 a 10, quão desafiador foi seu primeiro treino desta oitava semana?**
> Sendo 0 muito fácil e 10 muito difícil: _____.

» TAREFA 3 »

#DesafioDetox.

Sugerimos realizar um processo detox nas primeiras semanas para resetar seu organismo. Ou seja, limpar seu organismo para que ele funcione melhor. Um processo para tratar inflamação causada por um estilo de vida tóxico. A consequência dessa limpeza é de o seu corpo trabalhar a todo vapor, facilitando a queima de gordura e o processo de ganho de massa muscular. Lembrando que não temos a vida perfeita nem a alimentação perfeita. Naturalmente, há dias que você pode comer alimentos não tão saudáveis, ou ainda não dormir bem, se estressar, não treinar. Então o processo detox pode ser repetido de tempos em tempos.

Vamos realizar novamente o detox em 2 dias nesta semana para deixar seu corpo em estado excelente, eliminando toxinas, inflamação, retenção líquida etc.

Essa é a semana 8! Estamos finalizando e você fará novamente as fotos do antes e depois. Vamos acelerar mais ainda os resultados para que você atinja seus objetivos! Ao fazer o detox, você irá turbinar os resultados nesta última semana. Vamos trabalhar com o mesmo Cardápio Detox que foi feito no início desse Programa de 8 Semanas. Portanto, você já conhece a experiência.

Sempre atenta aos sinais: como saber se preciso fazer detox

Alguns dos sinais de que você precisa de um detox:
– Após uma "jacada" (comer alimentos não saudáveis).
– Queda de cabelo e unhas fracas.

- Pele sem vida.
- Retenção líquida.
- Falta de memória.
- Dores de cabeça.
- Sinusite e alergias, como rinite.
- Problemas na pele, como psoríase e urticárias.
- Intestino preso.
- Baixa libido.
- Insônia.
- Mau hálito e/ou odor no corpo.
- Compulsão por doces, massas ou pão.
- Cansaço e sono durante o dia.
- Estufamento na barriga ou gases.
- Queda de imunidade.

DIA 2

>> TAREFA 1 >>

Vamos à tarefa de *mindfulness*: fazer o *body scan*. Sente-se ou deite-se de forma confortável num ambiente em silêncio. É uma ótima forma de autoconhecimento e de ter mais controle sobre seu estado emocional, perceber se está tenso ou relaxado. Se houver dificuldade de concentração durante a prática, não tem problema. Faz parte!

Traga a mente de volta e siga as instruções no aplicativo. Observe se sua mente foge muito e pensa em outra coisa ou se consegue se manter focada nas instruções da prática. Quanto mais vezes realizamos a prática, mais fácil vai ficando manter a mente presente. Seja curiosa e aberta! Permita-se vivenciar a prática e me conte no final como foi.

Como você se sentiu durante o body scan?
( ) Minha mente pensou em outra coisa o tempo todo e não consegui fazer quase nada.
( ) Às vezes minha mente pensava em outra coisa, mas consegui me manter seguindo as instruções.
( ) Consegui seguir as instruções e me manter focada quase todo o tempo.

>> TAREFA 2 >>

É hora da regeneração e massagem!

Vamos à aula de automassagem e liberação miofascial. Acesse o aplicativo para fazer. Isso vai ajudar a amenizar as dores musculares, a melhorar os resultados na busca do corpo dos sonhos e a trazer muito relaxamento. Poste uma foto na comunidade das alunas!

Seja honesta consigo mesma, você fez a aula de liberação miofascial?
( ) Sim.
( ) Não.

» TAREFA 3 »

O desafio de alimentação da semana é realizar dois dias de desafio detox. O objetivo é desintoxicar o corpo, eliminar a inflamação, que é resultado de alguns exageros na alimentação, e que causa inchaço, retenção líquida e dificulta a redução de gordura e o ganho de massa muscular. Topa fazer o desafio?

IMPORTANTE! Você vai realizar o detox e, nesses dois dias, não vai treinar!

Muitas pessoas me perguntam o que devem fazer para dar aquela enxugada rápida e conseguir entrar na roupa que já está apertada. Ou então já foram a um evento, como aniversários e casamentos, e chutaram o balde, comeram de tudo e agora querem dar uma desinchada e desintoxicar o corpo.

Pensando nisso, desenvolvi um super plano alimentar com um bônus para você. O cardápio de emergência é a maneira mais rápida para você conseguir tudo isso ou até dar aquele start de que está precisando para se motivar ainda mais.

São dois dias e você só pode fazer por esse tempo e no máximo uma vez ao mês. Nada de exageros! Então, experimente tudo isso e me conte como está sendo sua experiência lá na comunidade.

Vou fazer os 2 dias do plano detox para acelerar meus resultados?

( ) Sim, quero saúde e ganhar todos os benefícios do detox.

( ) Não, não quero turbinar meus resultados.

DIA 3

>> TAREFA 1 >>

Responda ao questionário:

Qual era seu maior objetivo ao iniciar o programa?
( ) Reduzir mais de 10 kg.
( ) Manter o peso, ganhar massa muscular e definir.
( ) Reduzir de 1 a 9 kg.

Qual seu peso atual? _____.

Você tem alguma dor? Se sim, onde?
( ) Costas.
( ) Joelhos.
( ) Região cervical.
( ) Outros.

Quanto ao consumo de cigarro, como você se identifica?
( ) Nunca fumei.
( ) Parei há mais de 6 meses.
( ) Parei há menos de 6 meses.
( ) Sou fumante.

Quanto ao consumo de bebidas alcoólicas, como você se identifica?
( ) Nunca consumo.
( ) Menos de uma vez ao mês.
( ) De 2 a 4 vezes por mês.
( ) De 4 a 6 vezes por semana.
( ) Todos os dias ou quase todos os dias.

RESPONDA ABAIXO, CONSIDERANDO
AS ESCALAS DE 0 A 10:

Quão satisfeito você está com sua saúde e aparência física? Sendo 0 a pior nota e 10 a melhor nota.
Como você se vê hoje depois de cumprir 8 semanas: ____.
Como você se via antes de cumprir as 8 semanas: ____.

Como avalia sua tranquilidade mental e estabilidade emocional? Sendo 0 a pior nota e 10 a melhor nota.
Como você se vê hoje depois de cumprir 8 semanas: ____.
Como você se via antes de cumprir as 8 semanas: ____.

Como avalia a qualidade das suas relações, especialmente as íntimas? Sendo 0 a pior nota e 10 a melhor nota.
Como você se vê hoje depois de cumprir 8 semanas: ____.
Como você se via antes de cumprir as 8 semanas: ____.

Quão eficaz você é administrando seu tempo? É capaz de alcançar e completar as metas propostas no dia a dia? Sendo 0 a pior nota e 10 a melhor nota.
Como você se vê hoje depois de cumprir 8 semanas: ____.
Como você se via antes de cumprir as 8 semanas: ____.

Quão satisfeita você está com sua vida profissional? Sendo 0 a pior nota e 10 a melhor nota.
Como você se vê hoje depois de cumprir 8 semanas: ____.
Como você se via antes de cumprir as 8 semanas: ____.

Como pontuaria a forma como lida com seu dinheiro? Sendo 0 a pior nota e 10 a melhor nota.
Como você se vê hoje depois de cumprir 8 semanas: ____.
Como você se via antes de cumprir as 8 semanas: ____.

Como pontuaria seu sentido de propósito e significado de vida? Está ativamente contribuindo e celebrando? Sendo 0 a pior nota e 10 a melhor nota.
Como você se vê hoje depois de cumprir 8 semanas: ____.
Como você se via antes de cumprir as 8 semanas: ____.

Como você avalia seu nível de ansiedade hoje? Sendo 0 a pior nota e 10 a melhor nota
Como você se vê hoje depois de cumprir 8 semanas: ____.
Como você se via antes de cumprir as 8 semanas: ____.

Como é seu comprometimento com os treinos e com a alimentação saudável para atingir seu objetivo? Sendo 0 a pior nota e 10 a melhor nota.
Como você se vê hoje depois de cumprir 8 semanas: ____.
Como você se via antes de cumprir as 8 semanas: ____.

Como você se sente em relação à disposição ao longo do dia? Sendo 0 a pior nota e 10 a melhor nota.
Como você se vê hoje depois de cumprir 8 semanas: ____.
Como você se via antes de cumprir as 8 semanas: ____.

Como você avalia seu sono hoje? Sendo 0 a pior nota e 10 a melhor nota.
Como você se vê hoje depois de cumprir 8 semanas: ____.
Como você se via antes de cumprir as 8 semanas ____.

Como você avalia sua alimentação? Sendo 0 a pior nota e 10 a melhor nota.
Como você se vê hoje depois de cumprir 8 semanas: ____.
Como você se via antes de cumprir as 8 semanas: ____.

Como você avalia sua autoestima? Sendo 0 a pior nota e 10 a melhor nota.
Como você se vê hoje depois de cumprir 8 semanas: ____.
Como você se via antes de cumprir as 8 semanas: ____.

Qual das imagens a seguir representa sua imagem corporal atual? Escolha a opção de 1 a 9 que mais representa sua imagem corporal atual____.

Qual das imagens seguintes representa a imagem corporal que você deseja conquistar?
Escolha a opção de 1 a 9 que mais representa a imagem corporal que você deseja conquistar____.

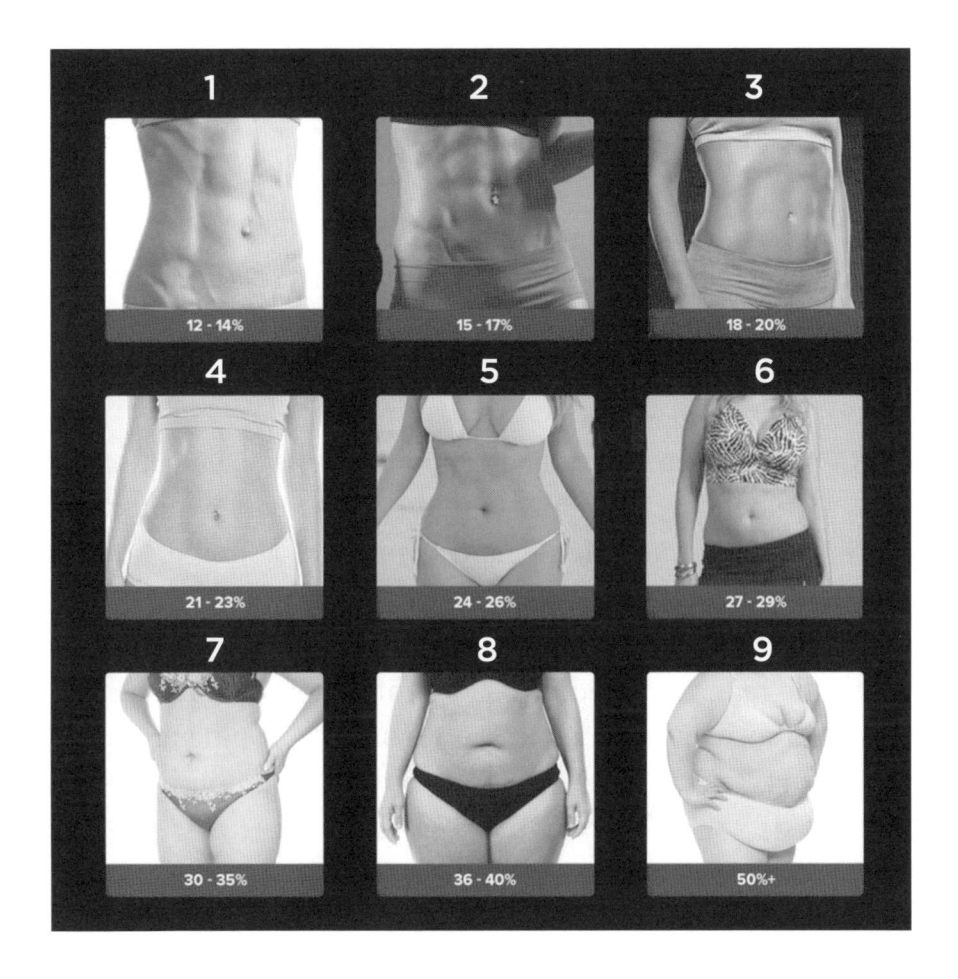

1 12 - 14%	**2** 15 - 17%	**3** 18 - 20%
4 21 - 23%	**5** 24 - 26%	**6** 27 - 29%
7 30 - 35%	**8** 36 - 40%	**9** 50%+

>> TAREFA 2 >>

Registros complementares

Vamos fazer fotos para que você possa ver a evolução ao longo do programa. Tire as fotos com seu smartphone e deixe armazenadas no seu álbum ou as imprima na mesma hora.

Recomendações:
- Use biquíni ou shorts e top.
- Esteja em um ambiente bem-iluminado.
- Coloque a câmera na posição vertical.
- Você pode pedir para alguém fazer as fotos

para você ou fazê-las sozinha na frente do espelho.
- Faça uma foto de frente (anterior).
- Faça uma foto de lado (lateral).
- Faça uma foto de costas (posterior).

Como realizar a medida da circunferência do abdômen:
- Contorne a fita métrica ao redor do corpo na altura do abdômen, sob a cicatriz umbilical (umbigo). De 1 a 200 cm: ____.

Como realizar a medida da circunferência da cintura:
- Contorne a fita métrica ao redor do corpo na altura da cintura (menor circunferência entre peito e abdome). De 1 a 200 cm: _____.

Como realizar a medida da circunferência do quadril:
- Contorne a fita métrica ao redor do corpo na altura do bumbum (maior circunferência ao redor do bumbum). De 1 a 200 cm: _____.

» TAREFA 3 »

Avançado 1

Lembre-se de que cumprir as três regras do treino é crucial para que você tenha resultado: sentir a "dor boa" (musculatura arder), ter boa execução e intensidade (sentir o coração acelerado).

Quão comprometida você está em seguir as minhas recomendações para realizar uma boa execução dos movimentos durante os treinos?

Sendo 0 nada comprometida e 10 muito comprometida: _____.

DIA 4

Parabéns por finalizar a primeira etapa!

>> TAREFA 1 >>

O Game BS foi o início dessa sua jornada vencedora. Na próxima fase, no Game Premium, você vai aprofundar em mais conteúdos de mentalidade, alimentação e realizar treinos mais intensos. Preparada? Então, vamos juntas para mais essa jornada. Até lá!

O quanto você está preparada para começar essa nova fase (Game Premium) e dedicar-se para conseguir os resultados do seu objetivo?

_____

>> TAREFA 2 >>

Passamos muito tempo juntas e os desafios foram enormes. Mas também imagino que a satisfação de ter conseguido chegar até aqui seja muito grande. Gostaria muito de receber um depoimento do que significou o programa BDS 1 na sua vida. Quero saber das suas transformações no bem-estar físico, emocional e até espiritual.

Grave um vídeo ou escreva um texto, da forma que se sentir mais à vontade, depois compartilhe conosco na comunidade do Facebook. Essa sensação de vitória é maravilhosa. Vamos criar uma linda corrente do bem, uma incentivando a outra a expor sua sensação de vitória. Parabéns a todas pela garra e pela perseverança!

Depoimento – Daniely Melo (– 8 kg em 12 semanas)

Oi, meninas! Oi, Raquel! Vou falar sobre minha experiência com o Barriga de Sonho. Eu comecei a ver alguns vídeos da Raquel pelo Facebook e YouTube. Fui conhecendo seu trabalho aos poucos. A partir daí, decidi fazer academia. O resultado? Em 3 meses, eu perdi só 2 kg e, esteticamente, não via nenhuma diferença. Não sentia motivação nenhuma em continuar naquele ambiente e com aquelas pessoas. Então, voltei a engordar e recuperei até mais do que tinha conseguido emagrecer.

O meu objetivo era conseguir chegar ao meu peso ideal até o dia do meu casamento. Acabei desistindo da academia e resolvi investir no programa da Raquel e me dar essa oportunidade, de ter mais autonomia e independência em treinar no conforto da minha casa. Logo quando comecei, estava com 68 kg.

Quando chegou o dia do meu casamento, até eu me surpreendi: estava com 58 kg! Eu havia conquistado meu objetivo e ainda estava linda para o dia mais importante da minha vida, meu casamento. Hoje, estou com cerca de 60 kg e acredito ser meu peso ideal. Continuo fazendo os treinos do BDS e, agora, meu principal objetivo é ficar mais definida e ganhar massa muscular.

Muitos dias, não estou tão animada em fazer os treinos e seguir uma alimentação mais regrada. Principalmente, com os desafios diários, pensamos em descontar tudo na comida. Mas é na comunidade que encontro o apoio de meninas de todo o canto do país e até do mundo, incentivando-me e me motivando a seguir firme, sem sair da linha.

A gente aprende que não precisa estar tudo perfeito e que haverá alguns dias que serão mais difíceis que os outros, mas sempre teremos o apoio, os relatos de antes e depois e as dicas maravilhosas de cada uma, para nos levantar e dar a motivação necessária.

O meu desejo agora é evoluir ainda mais e continuar conquistando um corpo e uma mente mais ativos e dispostos. Porque sei que as mudanças vão muito além do físico, a gente muda por dentro também. Só tenho a agradecer a Raquel, sua equipe e às meninas pela oportunidade de compartilhar todas essas vitórias com vocês. Eu cheguei com o meu peso ideal ao casamento, mas eu não parei por aí. Quero conquistar muito mais. Os novos hábitos e pensamentos adquiridos são para a vida toda e eu estou disposta a seguir. Firme e forte. Gratidão!

De 0 a 10, quanto você está motivada para fazer a Fase 2 – RQX-Barriga de Sonho Premium?
Sendo 0 nada motivada e 10 muito motivada: _____.

>> TAREFA 3 >>

Avançado 1

De 0 a 10, quão desafiador foi realizar o treino?
Sendo 0 muito fácil e 10 muito difícil: _____.
De 0 a 10, como se sentiu, no primeiro dia que realizou o iniciante 2: _____.
De 0 a 10 como se sentiu, no quarto dia que realizou o iniciante 2: _____.

DIA 5

Hoje é dia de regeneração e massagem!

>> TAREFA 1 >>

Vamos à aula de automassagem e liberação miofascial. Acesse o aplicativo para ter acesso a ela. Isso vai ajudar a amenizar as dores musculares, a melhorar os resultados na busca do corpo dos sonhos e a trazer muito relaxamento. Poste uma foto na comunidade das alunas!

Seja honesta consigo mesma! Você fez a aula de liberação miofascial?
( ) Sim.
( ) Não.

CONSIDE-RAÇÕES FINAIS

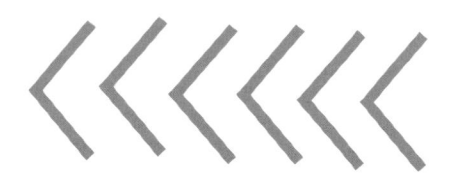

O sucesso não vale nada se não pudermos contribuir para que outros também o conquiste.

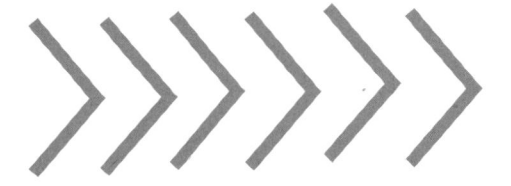

Se você está lendo esta página significa que cumpriu o Programa de 8 Semanas!

Parabéns por ter realizado essa transformação no seu corpo e na sua mente. Caso tenha pulado direto para esta página sem fazer o plano de ação, sugiro começar agora mesmo para que você cumpra sua promessa de cuidar da sua saúde e do seu corpo. Se você concluiu, você é uma vitoriosa!

Sinto-me honrada por você ter confiado em mim. Tenho certeza do quanto você se dedicou e é merecedora de tudo que conquistou. É hora de celebrar!

Agora quero te convidar para seguir evoluindo nessa jornada rumo ao corpo dos sonhos com saúde, para que você se alegre ainda mais, se torne mais leve, mais inteligente e que te leve à sua melhor versão.

Lembre-se de que estamos nesse mundo para crescer, contribuir e ser feliz. Transformar esse mundo para melhor só é possível quando conseguimos transformar a nós mesmos. Vida em abundância e extraordinária só é possível com saúde.

Nós temos uma causa juntas: a de fazer um mundo melhor para nós e para as futuras gerações. Um exemplo vale mais que mil palavras. Se você cumpriu o plano de ação deste livro, percebeu que suas mudanças e seu exemplo de cuidado com a saúde já plantaram sementes em outras pessoas.

Essa é nossa causa! Sermos nossa melhor versão para inspirar outras pessoas a serem sua melhor versão. Finalizo esse livro me sentindo com dever cumprido e muito feliz.

Treino feito e alma lavada!

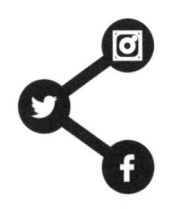

fonte
Adobe Garamond Pro

@novoseculoeditora
nas redes sociais

gruponovoseculo
.com.br